TURING 图灵新知

U0734162

# 大脑，不可思议

## 图说脑科学发展的神奇时刻

汪汉澄 ——— 著

宋明宪 ——— 绘

人民邮电出版社
北京

**图书在版编目（ＣＩＰ）数据**

大脑，不可思议：图说脑科学发展的神奇时刻 / 汪汉澄著；宋明宪绘. -- 北京：人民邮电出版社，2024.1
（图灵新知）
ISBN 978-7-115-63409-2

Ⅰ．①大… Ⅱ．①汪… ②宋… Ⅲ．①科学知识－普及读物 Ⅳ．①Z228

中国国家版本馆CIP数据核字(2024)第000954号

◆ 著　　　汪汉澄
　　绘　　　宋明宪
　　责任编辑　魏勇俊
　　责任印制　胡　南

◆ 人民邮电出版社出版发行　　北京市丰台区成寿寺路11号
　　邮编　100164　电子邮件　315@ptpress.com.cn
　　网址　https://www.ptpress.com.cn
　　北京天宇星印刷厂印刷

◆ 开本：880×1230　1/32
　　印张：9.75　　　　　　　　2024年1月第1版
　　字数：190千字　　　　　　2025年8月北京第3次印刷
　　著作权合同登记号　图字：01-2023-4281号

定价：59.80元
读者服务热线：(010)84084456-6009　印装质量热线：(010)81055316
反盗版热线：(010)81055315

# 目录

# 进入脑科学殿堂的最佳指引

　　汪汉澄医生之前出版的作品《医疗不思议》大受欢迎。每次在医院遇见他，我都会聊聊阅读他大作的感想，并鼓励他再接再厉，写出一本又一本的好书。我一直很期待能再看到他的新书，所以当汪医生拿着这本《大脑，不可思议》的新书稿再度请我作序时，我真的感到非常惊喜。

　　汪汉澄医生的上一本书，分享了许许多多与医学相关的历史典故以及轶闻趣事，而这一本书则更贴近他本人的专业——神经医学以及神经科学。神经科，尤其是与大脑有关的学问，我们学医的人无不觉得神秘而又迷人：觉得神秘是因为大脑的生理与病理机制很艰深，如果不是经过多年全心钻研，难以窥其堂奥；觉得迷人则是因为每个人都有一个大脑，这大脑掌管着我们的全部智慧、思维与情感，了解大脑就是了解自己。

　　人们对大脑的了解，跟其他所有医学与科学的领域一样，都是经过无数前人天才创意的累积以及持续努力，才取得今天的成果。可以说今天每一位学习并运用医学的人，都是站在巨人的肩膀之上。汪医生这本《大脑，不可思议》发掘并整理了脑科学发展史上那些特别关键的人物、时刻与事件，用亲切风趣的笔调娓娓道来，非常难得，这些都是非常重要却不容易在教科书或一般科普著作中看到的知识。但读者借着阅读汪汉澄医生这本书，能轻松愉快地步入脑科学的殿堂，悠游其中的迷人胜境。汪医生再度为医学界以及所有对大脑感兴趣的读者带来一本寓教于乐的重要著作。

本书各章往往从某种实际发生过或出现过的脑部疾病或症状，或某位真实人物的故事出发，引出上下古今中与之相关的脑科学的重要知识，以及脑科学发展的清晰脉络，读来十分有趣动人。读完之后，我不仅感到意犹未尽，还不知不觉对大脑有了一定程度的认识。因此，我想向所有对神秘又迷人的大脑感兴趣的医疗工作者、科学家、医学生以及一般民众大力推荐，好好品味这本好书，大家一定也会像我一样，乐在其中而又回味无穷。

除了充满有益有趣的脑科学知识与故事之外，书中还有大量的手绘插画，与精彩的文字相得益彰，不但有助于读者的了解，而且大大增加了阅读的趣味性。这些精致的插画，出自同为本院神经科医生宋明宪医生之手，可见新光医院真的是人才济济，本人感觉分外欣慰，与有荣焉。

侯胜茂

# 前往大脑的导览图

医学是不是一门科学？我认为严格说起来不算。为什么呢？因为科学只讲证据，任何说法、想法都必须经过反复的实验验证，没有模糊的空间。而医学里"猜测"的成分不少，我们经常要在没有确凿科学数据的情况下，去主观判断病人的身体出了什么问题、要怎么治疗。所以，与其说医学是一门科学，不如说是一种"猜测的艺术"。虽然医学本身不算纯科学，但唯有以严谨的科学作为基础的医学才会是有价值、有效果的医学。在我看来，医学从古到今的演化，不外是由没有根据的乱猜，进化到有科学作后盾的"有根据的猜测"的过程罢了。

最神秘又最迷人的大脑，也许是从古到今"被猜测"得最多的器官。人本能地就会为大脑着迷，想知道关于它的一切。就像福尔摩斯对华生所说："我就是一个脑，华生，我的其他部分都只不过是脑的附属品而已。"大脑才是我们的本体，认识大脑就是认识自己。而恰恰就是这个"自己"受到过最多的误会，被探索得最久，直到今天我们也没能看得一清二楚。苏东坡说："不识庐山真面目，只缘身在此山中。"这就是在讲这样的情况吧？

为什么"看""看见"与"看懂"是三件不同的事？为什么"我的手"不见得是"我的"手？为什么我们不能控制感情？我们真的有能力分辨现实与幻觉吗？什么都记不住的人过的是怎样的生活？个性与人格是理所当然的吗？人的两个大脑半球装着两个不同的灵魂吗？创意来自大脑的哪里？大脑是如何重塑自己的？凡此种种，都是让人着迷却又充满挑战的问题，也是想真正了解自己的人类必须探究的问题。

我们不敢说已经解答了上述这些问题，实际的情况可能是：我们将要寻求的答案比已经知道的答案还要多得多。但有一点可以确定：这个"自己"的轮廓，在过去的数百年间已然慢慢浮现。人对大脑的定位与理解，随着历史的发展发生着剧烈的变化，今天关于大脑的一切知识并不是理所当然获取到的，而是经过了漫长时间，经由诸多脑科学家的创意、苦思、研究与实践累积而成，并且还在加速度变化之中。理解当今的大脑知识就足以让人莫名兴奋，若同时知道这些知识是如何演变成今天的样子的，就能得到另一个层次的满足。知识的积累需要漫长的岁月，个人短暂的人生只是其中的断面，然而时间的维度能带来立体的视野。本书的目的不在于叙述完整的脑科学史，那不可能做到；本书的目的也不在于让读者详细地了解大脑，那有大批的专业书籍可以参考。本书的目的是让读者看见，在脑科学发展的漫长岁月里，在揭开上述大脑秘密的过程中，出现的那些特别闪耀动人的人物与时刻。这些人物与时刻，像在漫漫长夜的漆黑天空中绽放的阵阵烟花，虽然短暂，却在瞬间照亮了世界，让我们看见世上不全然是黑暗，知道前方、后方仍有路途。由于篇幅所限，本书所能探索的范围，在整个脑科学的庞大天地中只能算是以管窥天，但希望能借着这些颇具代表性的黄金时刻，画出前往大脑的通幽曲径，给读者提供一张导览地图，走进那神秘又迷人的大脑花园。

　　我的同科好友宋明宪医生，其漂亮传神的画技在我的上一本书《医疗不思议》中有充分的展现，这次我们再度合作。本书的配图量多而且有必要，因为可以大大增进读者对书中内容的理解；加上幽默又传神的画风，这些配图本身就是一道道风景，且与文字内容形成有机的融合，所以本书副标题为"图说脑科学发展的神奇时刻"。希望读者在阅读时，也好好欣赏难得的医生画家的美妙作品。

　　写作本书的动力与助力来自许多方面：方寸文创的老板颜少鹏先生很早就与我接触，我们讨论过写出类似这样一本书的可能。当时我的第一本书尚未出版，没有任何市场效益可供参考，并且我对这本书要写些什么也仅有模糊的概念而已。少鹏兄怀揣理想与热诚，对我完全信任，这给了我很大的激励，所以我觉得自己必须要写出一本称得上"重要"的著作方能不负所望。本院的侯胜茂院长长期以来一直都十分鼓励我写作，《医疗不思议》出版之后，侯院长再三谬赞，将它推介给许多人，而后经常耳提面命，希望我再接再厉，继续出版著作。这更让我不敢掉以轻心，除了保证写作进度之外，在内容质量上我更是特别注意，希望能符合预期。其他诸多亲朋好友与同事对我前作的回馈、指教以及平常的公私讨论都给我了很大的启发，在此一并致谢。

# 脑的身价

———————

脑的无穷宝库，

才刚刚开始向我们打开。

　　将近五千年前的一个深夜，尼罗河畔的宫殿中，幽暗闪烁的油灯之下，小学徒正跟着师父，处理一具贵族的遗体。

　　师父小心翼翼地把手中的盘子递给小学徒，说："你千万拿好，这是王子的心脏，小心地放到那个罐子里，照我教你的封好。要是搞坏了，被人家看到，我们恐怕性命不保。"

　　小学徒不是第一次听到师父说这样的话，却还是忍不住问道："刚刚的肺、肝、肠、胃，师父处理起来也很小心，可是只有对于心脏，您每次都会一再交代，为什么呢？"

　　师父说："唉，傻孩子，其他那些内脏，死者复活时还要用，当然也很重要。但是只有这颗心脏，决定着死者能不能复活啊！你听好：你死了以后，就会见到伟大的阿努比斯（古埃及神话中的死亡之神），阿努比斯将会拿着你的心脏，与玛阿特（古埃及神话中的真理和正义之神）的羽毛分别放在天平的两端比重，而唯有当你的心脏没有因为浸染了罪而变得比羽毛重，你才能得到永生。懂了吗？心脏是我们的灵魂所在，是人身体最重要的东西。你说，是不是该特别小心处理？"

　　小学徒仰望师父，心中洋溢着孺慕与敬爱。他暗暗下定决心，要将自己的一生都用来精进处理遗体的能力。如果得到阿图姆（古埃及神话中的创世之神）的垂怜，自己能活到像师父那样四十岁的高寿，说不定也有机会变得和师父一样充满智慧。

　　小学徒回头一看，忽然注意到刚刚他们用管子穿入王子的鼻

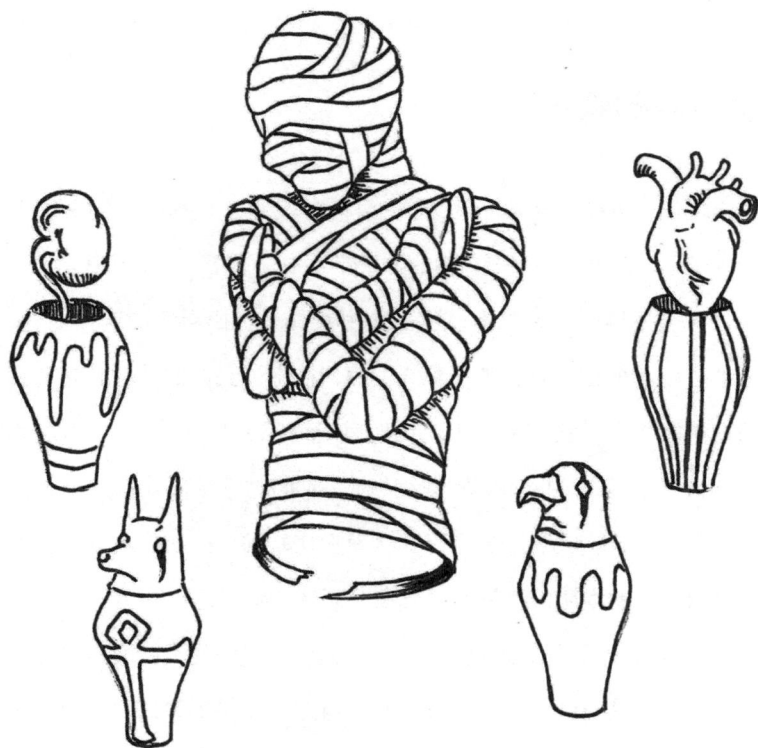

古埃及人认为心脏才是灵魂之所在，
所以制作木乃伊时不需要保存大脑。

腔，抽出来的一堆堆灰灰白白黏黏的东西，还散落在地上，于是开口问师父："师父，那这些呢？这些要放进哪个罐子？"

师父瞥了一眼，说："噢，那个，那个是脑，脑对人没有用处，不用装罐，你清一清，丢进垃圾桶就好。"

## 没有用的脑子

现代人可能不容易想象，脑的身价在人类历史上浮动得很厉害。基本来说，在人类文字史最初的几千年当中，脑子不值什么钱。

人类很早就开始思索，除了这个看得见、摸得着的肉体之外，是不是还有个看不见、摸不着的东西，在掌管我们的感觉，左右我们的判断，指引我们的行为。人们有时称呼它为"灵魂"，有时称呼它为"心智"，不过不管怎么称呼，人们对它的所在位置总是没有一致的见解。大多数古文明都认为它在心脏，比如古埃及人就把心脏当作人的本质以及善恶之所在，而认为脑子是没有用的器官。

古希腊文明对心脏与脑的地位，也持与古埃及类似的看法，很自然就把心脏当成了心灵栖息之所。当然，在每个时代的不同文明中，都会有独立思考的能人出现。例如公元前五世纪的希腊医生、哲学家阿尔克米翁（Alcmaeon），就说脑才是人体感觉与思想的中心，他甚至正确认识到，光线进入眼球之后，是经过视神经传达到脑部的。只是，"众人皆醉他独醒"，阿尔克米翁的想法明显与同时代所有思想家的看法相悖，所以一直没有受到该有的重视。

公元前四世纪，希腊出了大哲学家亚里士多德（Aristotle）。亚里士多德的影响力极大，所以他的许多想法不管对与不对，都成了其后多年西方思想的主流，并被视为真理。亚里士多德承袭了前人的观念，认为智能之所在是心脏。至于脑，他倒是给它"派"了一个任务，说脑子是"防止心脏过热的散热器"。换句话说，人的心脏是高性能的计算机，大脑只是它的风扇而已。

无巧不成书，古代中国虽还没有接触到西方思想，对这个问题的想法却与西方人差不多。先秦以至汉代正统的哲学系统中，"心"才是掌管人的感情以及思想的主角，"脑"则很少被提及。汉代以后，《黄帝内经》问世，它更是以其医学权威的地位，给心的功用定了调。其中像"心者，君主之官也，神明出焉""心者，生之本，神之变也""心者，五脏六腑之大主也，精神之所舍也"等主张，都明确地把思想、感情、记忆等置于心，对于脑反而极少关注。

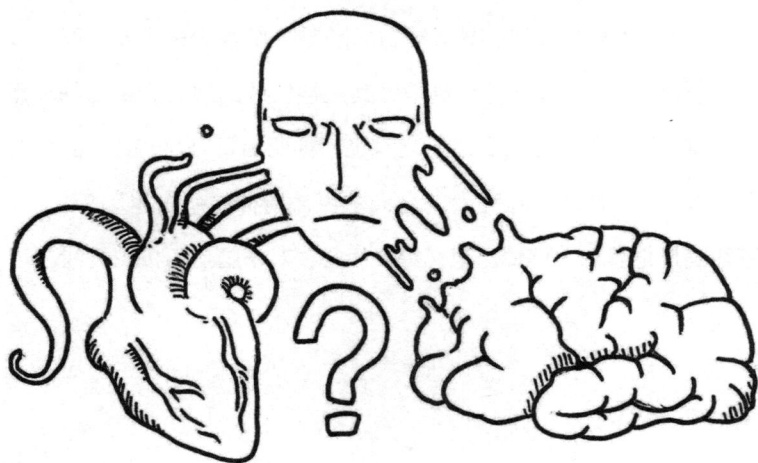

在人类历史的绝大多数时期，
人们认为思想的位置在心而不在脑。

我们可以这样说，古代的西方哲学家与中国哲人们，虽然相隔万里，互不知觉，却有着基本一致的想法，就是"心才是人类的灵魂之主，而脑不太需要讨论"。平心而论，在科学不昌明的古代，产生这样的看法完全可以理解。古人观察到，人的心脏停止跳动会造成生命丧失，而生命丧失也必然伴随着思维活动的停止；此外，人在有思虑、情绪激动时，心脏跳动会随之加速，甚至引发"心痛""心酸""心寒"等生理感觉，所以很自然地就会认为心脏必然掌管着心智与精神的状态了。

还有一个原因，在那个时代，人们并不习惯从肉体与器官的"形而下"角度去考虑诸如思想、意志这类"形而上"的事物。因此，他们即使认为心脏是思想的器官，却也把"思想的器官"与"思想的本质"划分为二。也就是说，他们虽然认为思考的工具载体是心脏，但是把思想的本质归于远超乎人体器官的层次，理应是一种无法观察掌握、比肉体要玄乎得多的东西。

## 划时代的创见与故老相传的局限

在亚里士多德的暮年，希腊马其顿亚历山大大帝（Alexander the Great）挥军东征，以破竹之势，为希腊建立了横亘欧亚、前所未有的庞大帝国。亚历山大征服埃及之后，为埃及留下了不起的城市——亚历山德拉（Alexandria）。亚历山德拉原本仅是埃及的一个不起眼的海港，亚历山大为它带来了大量图书与人才资源，使得亚历山德拉很快就发展成为希腊在东方的文化中心。公元前四世纪末到公元前三世纪的前半叶，亚历山德拉城聚集了大量优秀的医学家以及学者，他们发表了许多对人体和医疗的创见。可以说，当时是西方医学的一个黄金年代。

　　当时的亚历山德拉，出现了两位划时代的大医学家，名为希罗菲卢斯与埃拉西斯特拉图斯。他们两位是医学史上最早解剖人体，并且系统地将人体构造与其他物的构造相比较的人。换言之，他们是最先真正探索人体的各个器官，并且把各种生理功能从形而上的玄虚之境拉下，使之归位到人体本身的先驱，因此分别被后世尊为"解剖学之父"与"生理学之父"。他们实际研究人体之后很快就发

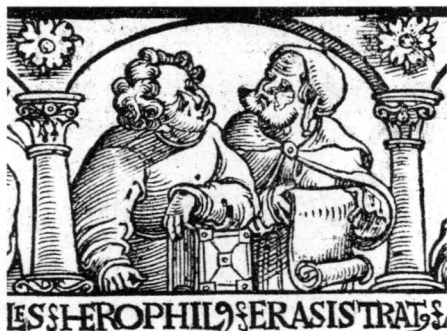

希洛菲勒斯①（左），与伊拉西斯托特斯②（右）木刻（局部）版画，1532 年

---

① 希洛菲勒斯（Herophilus），公元前335—公元前280，古希腊医学家，最早的解剖学家。
② 伊拉西斯托特斯（Erasistratus），公元前304—公元前250，古希腊医学家，对人体的脑部有深入研究。

现，从远古以迄于亚里士多德的人体观念，必须要大大修正。他们认为心脏其实只是一个泵，而人的灵魂以及智慧其实位于脑部，尤其是脑之中的脑室。他们甚至凭借细腻的观察，正确辨别出来往于脑部与脊髓间的"感觉"与"运动"这两套神经系统。

接下来进入了罗马帝国时代。整个罗马帝国的医师和学者当中，最有影响力的是克劳迪亚斯·盖伦①。盖伦是天才且全才式的医师兼哲学家，他以一人之力创立了解剖学、外科学、内科学、药理学、病理学、生理学以及神经学等系统学科，独领其后西方医学的风骚达千余年之久。盖伦对于脑的看法，基本上承袭了希洛菲勒斯与伊拉西斯托特斯，认为记忆、感情、感官与认知功能皆位于脑室之中。

盖伦眼中的"脑的身价"，虽然比起之前已经高了不少，但他对脑与心智的本质还是有误解。盖伦对人体奥秘的理解均来自古希腊一脉相承的"体液学说"：人体由四种体液构成——血液、黏液、黄胆汁和黑胆汁，这四种体液分别对应四种元素与四种气质，该学说致使盖伦对脑子功用的演绎出现很大的偏差。盖伦认为脑子就是含有血液、黏液、黄胆汁和黑胆汁这四种体液的腺体器官，而它们的平衡方式，决定了这个人的人格特质。例如，一个人脑中的黑胆汁过多，就会使这个人的性格偏向忧郁；而若是血液过多，则会使

---

① 克劳迪亚斯·盖伦（Claudius Galenus），129—199，古罗马医学家及哲学家，一直到16世纪都是欧洲医学领域的权威。

这个人过度乐观。当然，这是因为盖伦与他同时代的其他医学家一样，宁愿相信自古以来口耳相传的哲学思维，也不愿把人的脑子实际打开来研究一下。

## 宗教的钳制与解放

公元五世纪下半叶，西罗马帝国灭亡，欧洲开始了长达千年的"中世纪"，这段时期又被称为"黑暗时代"。若说西方世界在这一千年里全然黑暗，那并不正确，因为整体来说，文明的各个层面都还在发展进步，然而其步调大幅减缓甚至偶有退化，则是不争的事实。造成这种历史轨迹变化的原因有二：一是战乱，二是宗教。当时欧洲各处战争不断，使得传承自古希腊、古罗马文明的"古典文化"，包括知识与思想风气都大幅度衰败亡佚。但是，导致包括脑科学在内的科学思想与科学研究停滞的最主要原因，是宗教。

中世纪的基督教教会，势力庞大到凌驾于国家之上。而基督教的信仰，在本质上是与科学研究相冲突的。教会认定的真理，是人的灵魂与肉体为二元而彼此独立，灵魂不灭，而肉体则只是不重要的工具。若是对肉体，尤其是对脑部进行科学研究，将无可避免地发现这种所谓真理相当可疑。上文提过，早在罗马时代，医师学者已经提出，人的思想、感受、认知、性格，甚至道德意识，皆位于脑部。若是一般人也普遍接受了这个"身心一体"的概念，独立灵魂的观念就会站不住脚了，人们由此难免会开始怀疑：教会所宣称的独立灵魂，会不会只是幻想而已？

正因为如此，对教会而言，过度研究人体是非常危险的行为。在他们看来，任何试图用机械原理或自然力来解释人类本质的行为，都是对神权的亵渎。所以，在整个中世纪里，人体解剖被教会完全禁止，人们对脑的认识当然也就完全停滞。在脑部疾病的处理方面，当时大多正规医师兼有神职，虽然会进行一般的治疗，但是会非常小心地避开对脑部功能的解释。而那时仅有的脑医学，就是由一些游走在乡间的理发师外科医生（barber surgeon）执刀，他们在病患的颅骨上钻洞，声称能够移除"愚人之石"（fool's stone），让人变得神志清明。

十六世纪摆脱了黑暗时代，迎来文艺复兴。当时出现了划时代的解剖学家兼医师维萨里，他解剖了大量人体，不遗余力地四处演示教学，并且出版了详细的解剖图谱。他在传世之作《人体结构》（De humani corporis fabrica）当中，详细描绘了脑部与神经的构造与功能。维萨里否定了前人的"高级脑功能位于脑室之中"的教条，认为脑室只不过是充满水液的空腔。他正确指出，感情、记忆这些功能的正确位置，其实是在脑质里面。

维萨里之后，西方医学界对脑部的研究基本走上了正途，脑的身价开始节节高升。十七世纪英国的汤玛士·威利斯医师所撰写的

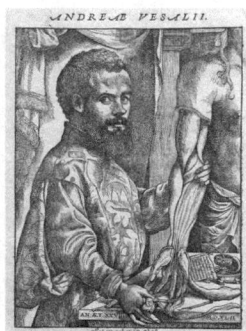

安德雷亚斯·维萨里①

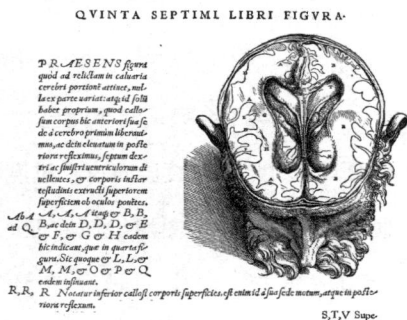

《人体结构》显示安德雷亚斯·维萨里对大脑
已有相对正确的认识。

《脑部解剖》（*Cerebri Anatome*）指出：占了全脑重量 70% 的两侧
大脑半球才是人类的思想与行动之源。他也大致推测了脑部的各个
结构分别掌管着的功能。

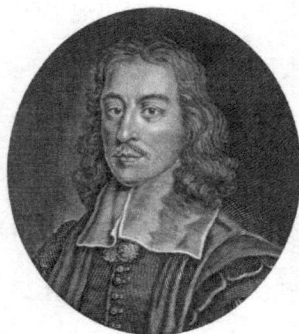

汤玛士·威利斯

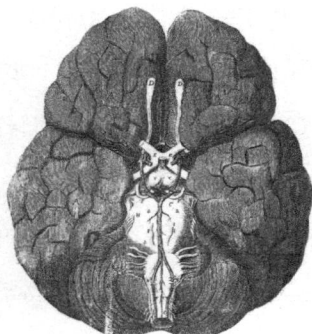

汤玛士·威利斯将其对大脑的解剖与研
究汇聚成《脑部解剖》一书。

---

① 安德雷亚斯·维萨里（Andreas Vesalius），1514—1564，是近代人体解剖学的开创者。

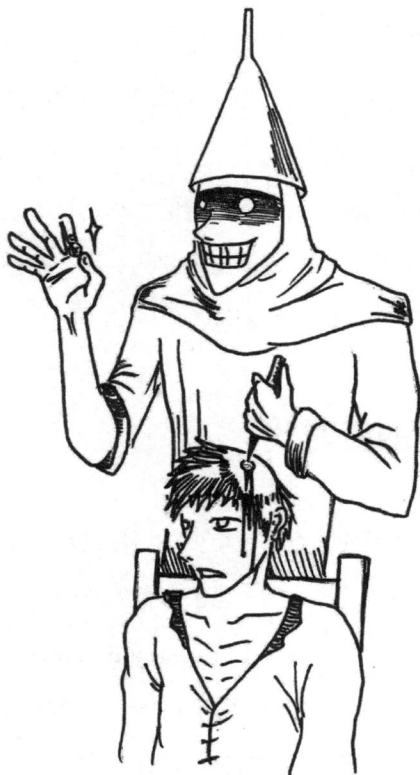

理发师外科医生为病患移除"愚人之石"。

　　在中国，从汉代以后，一直到元代、明代，尽管有越来越多的文人儒者，在文章中把"脑"与思想、意志做出了模糊的联系，但传统医学界仍慑于《黄帝内经》的权威，没人敢挑战"心"的地位。

　　十八、十九世纪是传统脑科学与脑医学快速成长、开花结果的时代。脑的重要性与职掌功能既然已无疑义，不计其数的医师与科学家便纷纷投入更多的时间、心力，进一步研究脑的细部结构、功能、生理、电学、化学，以及形形色色过去看似不可解的脑部疾病。这些基础医学以及临床医学经验的累积，让人越来越了解脑这个复杂而迷人的器官，以及许多脑疾病的病因，开拓出一片既广且深，需要投入更多研究的神秘领域。

## 迈向脑科学的新时代

　　二十世纪以迄于今，有几项重要的科学发展，使脑科学飞跃性成长，也让脑医学进入古人完全无法想象的新时代。

　　一是对脑内的神经传导物质（neurotransmitter）有了更清晰的认识。神经传导物质是无以计数的脑细胞互相交谈的"信差"，对这些信差的了解，不但让我们对脑的运作更有概念，也越发清楚许多脑疾病的病因，进而催生出许许多多的新药物。透过这些药物来增减、调节脑内的特定神经传导物质，可以大幅改善许多疾病的症状。

二是神经细胞生理学与分子生物学的进步，让科学家以及医师能够用更为"微观"的眼光来看待脑的生理和病理；再加上基因学的发展，更让许多在过去相当神秘的脑功能机制或脑疾病成因，越来越无所遁形。例如，早年对许多脑退化疾病完全不知道病因，也谈不上根本治疗，现在却能够借着找到基因与环境对脑细胞的代谢径路和分子产物造成的异变，掌握脑细胞衰亡的直接、间接原因，并且进一步开发新的治疗方法。

三是医学影像技术的进步。计算机断层扫描、核磁共振等仪器的运算能力不断强化，如今对脑的成像解像力，已经达到纤毫毕现的程度，甚至能将连肉眼都很难看到的微细神经径路看得一清二楚。除了脑结构的影像之外，还有脑功能的影像，例如功能性磁共振成像（functional magnetic resonance imaging, fMRI），就能让我们看到脑部各个区域实时的活动情形。

四是监测脑部各种神经电气活动信号，以及用人造电磁场反向修正脑部活动的技术的进步。人脑的活动，主要就是来自各个神经细胞电气活动的微妙交互作用，针对这些电气活动的监测与记录技术的进步，让我们更为了解脑部许多的正常或不正常的电活动模式，甚至可以借由侵入性手术，或是非侵入的其他方式，用人为的良性电活动模式来取代病人的异常电活动模式，从而达到治疗疾病的目的。

五是计算机运算能力的大幅跃进，使得我们可以用计算机来仿真人脑复杂的神经网络。此革命性的进展，能够让神经学家更准确地评估人类大脑内部的运作方式，进一步了解以往看来像是神秘黑盒子的大脑。

脑刚出现在人类的文字记载当中时，身价固然不高，但在近四五百年中，随着理性和科技的进步，脑的身价不断攀升。虽然到了现代，我们对脑这个宝贵的资产、灵魂的所在，已经有着远胜过古人的了解，但凭良心说，我们才揭开帷幕的一角，只看见冰山的顶端，我们对脑所不知道的，远远超过我们所知道的。因此我们可以确定，在可预见的将来，脑的身价还会继续攀升，不知其所止。

# 脑细胞的顶尖对决

————

脑中各个细胞彼此之间究竟如何密切
联系？

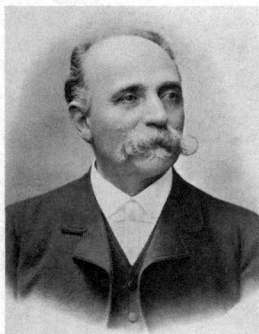

卡米洛·高尔基[2]

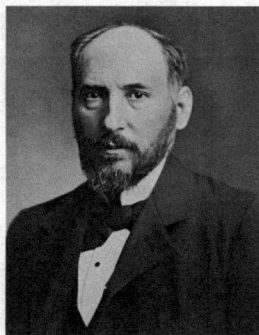

圣地亚哥·拉蒙–卡哈尔

一九〇六年秋天，瑞典斯德哥尔摩的卡罗林斯卡学院（Karolinska Institute）宣布，当年的诺贝尔生理学或医学奖[1]将由两位学者共同获得。

随后在十二月六日，来自意大利，害羞内向、沉默寡言，六十三岁的神经学家暨组织学家卡米洛·高尔基，与来自西班牙，热情洋溢、能说会道，五十四岁的解剖学家圣地亚哥·拉蒙–卡哈尔首度在会场相见。他们的初遇，有礼节却没有特别热络。当时没有人想得到，几天之后会出现一出令人尴尬的"顶尖对决"戏码。

故事要从三十多年前的高尔基开始说起。

## 想看却看不清的脑细胞

早在十九世纪的前半叶，人们就已经熟知所有生物体——包括

---

① 诺贝尔生理学或医学奖（The Nobel Prize in Physiology or Medicine），通常简称"诺贝尔生理医学奖"或"诺贝尔生医奖"。
② 卡米洛·高尔基（Camillo Golgi），1843—1926，意大利医师与科学家，1906 年获得诺贝尔奖。

人类——都是由"细胞"这个基本单位所构成的。不同的人体组织细胞具有不同的形态特征，这一点在显微镜下可以看得很清楚。那么理所当然，脑也应该是由众多的细胞所集合构成才对。

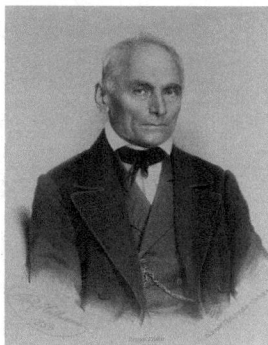

浦肯野

只是道理归道理，科学的事情还是要眼见为实才成。捷克解剖学家暨生理学家浦肯野，就率先用显微镜来观察薄薄的脑切片，结果他真的在小脑中发现了许多神经细胞，并将其命名为"浦肯野细胞"。之后有许多科学家都用显微镜观察到了一模一样的现象。至此，"脑也是由基本的细胞单位构成的"这一科学事实也就毫无疑问了。

问题是，大脑的生理与功能，与一般的身体器官可是大相径庭。所谓"纳须弥于芥子"，大脑这个重一公斤半、嫩豆腐样的器官，居然能够在电光石火之间，想象无垠的宇宙，解出困难的谜题。显然，大脑的细胞生理和各个细胞之间的互动方式，一定有它的独特性，与其他身体器官大不相同。然而跟前面说过的一样，科学的事情一定要眼见为实。想彻底了解脑细胞相异于其他身体细胞的特征，就必须要把一个个脑细胞看得一清二楚。不过此前对于脑细胞在显微镜下的观察，一直没有办法做到这一点。比方说，浦肯野所看到的脑细胞，就只有大概的形状，而看不清楚细节。这主要的瓶颈，就是"染色技术"的限制。

想看清楚生物体的细胞，并非只把整块组织直接放在显微镜下就能办到。科学家必须先把组织切成薄片，将其固定后再透过适当的染色方法，才能在显微镜下看清其样貌。比起其他组织细胞来说，神经细胞独具的一大奥妙，就是各个细胞彼此之间密切的联系。这种联系，是透过每个神经细胞表面凸起的众多"触手"互相"交谈"而办到的。

这些触手称为"轴突"（axon）与"树突"（dendrite），它们的数目非常多，互相间的接触更是不计其数，组合起来构成了比蜘蛛网还要致密得多的细腻结构。过去适用于其他组织细胞的传统染色方法，却在神经细胞这儿碰了壁，因为染色后只能大致看到神经细

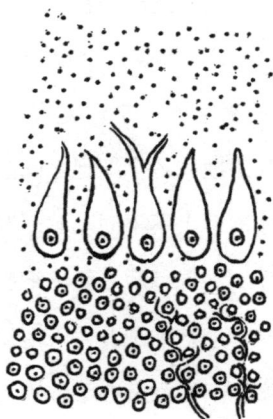

浦肯野看到的神经细胞模样。

胞的本体，却看不清这些细胞的轴突与树突，这大大局限了观察者对神经细胞连结的了解。

卡米洛·高尔基的前辈，德国解剖学家约瑟夫·冯·格拉赫发展出新的固定与染色方法，在某种程度上大大优化了这个问题。他与同时代另外一些学者，在显微镜下能够大致看到这些神经细胞的触手，发现它们呈现出细密的网状结构，因此他们就认为神经细胞不是独立的，而是彼此借由触手互相融合，形成密不可分、无间隙的整体网络。

一八七三年，刚满三十岁的卡米洛·高尔基医师，接受了完整的病理学训练，满怀对神经系统研究的巨大热情，却因为命运的安排，没能走上研究路线，而是落脚在米兰附近的小镇阿比亚泰格拉索（Abbiategrasso）的慢性病疗养院，担任主治医师。在那个医院里，没有任何的研究实验室或设备。胸怀大志的高尔基在那儿任职。

高尔基的研究热情没有屈服于现实环境，既然缺乏研究的空间与设备，他就在自己宿舍的厨房搭起了私人研究室，继续他那搞清楚神经系统的执念。正是在这个“野战实验室”里面，高尔基发明了革命性的“黑染色法”——把神经组织先在重铬酸钾溶液中放置多日后，再移到硝酸银溶液中浸泡。这两种化合物长时间接触之后，会产生奇妙的化合物铬酸银，而铬酸银会把神经细胞那些密密麻麻的触手都染成清晰漂亮的黑色，纤毫毕现。

这么麻烦又匪夷所思的染色方法，高尔基是怎么想出来的呢？奇妙的是，他自己没有解释过，但根据当时科学界流传甚广的传说，那其实是出于意外。高尔基的实验室就是厨房，东西乱得很，有一次高尔基把固定好的神经组织标本放着，自己出门了，而来打扫的女工看到料理台上那一大堆乱七八糟的标本、溶液，以为是垃圾，就一股脑儿把它们丢进了垃圾桶。重铬酸钾与硝酸银的意外相逢，就这么发生了。高尔基回到家，看到他的宝贝们都躺在垃圾桶里，大惊失色，赶紧把神经组织捡出来，放到显微镜下检查，好做损害评估。但一看之下不敢置信，再看之下欣喜若狂。他把他的发现写成论文，附上清晰的手绘图加以发表，从此，科学家对神经细胞的观察研究就进入了崭新的境界。

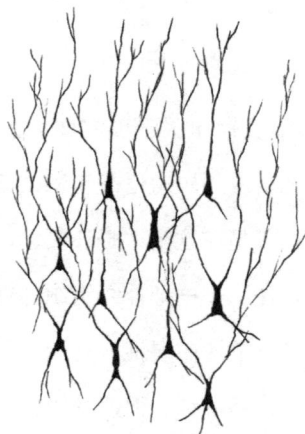

卡米洛·高尔基看到的神经细胞模样。

## 过度坚持假说的大失策

　　高尔基发明的新染色法，让此后的神经科学家能够真正看清楚神经细胞的细微结构，进而更了解此前一直罩在迷雾中的神经网络。然而高尔基本人，却在此时此刻犯下了有点严重的推论错误。

　　前文提过，解剖学家约瑟夫·冯·格拉赫等学者认为神经细胞不是独立的，而是彼此的触手互相融合，形成整体的网状结构。也就是说，神经细胞的本体虽是独立的，但它们的轴突与树突分枝之间彼此融合，构成有点像大渔网一样的整体。这个主张流派后来被称为"网状学说"（reticular theory），而高尔基在发明他的新染色法之前，就已经是网状学说的主要支持者。

　　高尔基利用自己发明的铬酸银染色法，仔细观察过神经细胞之后，发现这些细胞的触手有许多末端都是自由的，并没有跟其他触手融合的样子，这一点在他自己绘制的图片上可以看得很清楚。然而这并没有削弱高尔基对网状学说的信心，他反而提出新说法来解释这个现象——那些没有融合的部分，其实不是特别重要，可能只是掌管神经的营养罢了，其他比较重要的那些触手，想必还是互相融合的。他还为这种假想中的融合网络取了名字——广泛神经网络（diffuse nervous network），这个想当然却没有实据的臆测，让他的论文发生了明显的"图文不符"现象。

　　就科学工作者来说，高尔基当时犯下了"在事实与假说不符时，不放弃假说，反而用事实来迎合假说"的致命错误。只不过其后的很多年间，没有任何人有能力对网状学说提出有力的反证。高尔基的染色方法固然优秀，对于神经细胞触手的解像能力，比起以前的旧染色法已经强了不知多少，但是对最细微的末梢部分仍然力有未逮，无法确认这些末梢到底是互相融合还是个别独立。所以，当时绝大部分的学者只能选择继续相信他的网状学说。

当时与今日不同，没有因特网，就连国际交通、新闻传播、学术交流都不是那么便利。由于地域与语言的隔阂，我们故事中的另一位男主角，西班牙的圣地亚哥·拉蒙－卡哈尔，最初对高尔基的新发现一无所知，一直到了一八八七年，他才因缘际会在造访马德里时，在一位刚从法国归国的医师处，见识到用高尔基的黑染色法制作的神经组织标本，以及高尔基的著作。他见到这些东西时的感觉，据他自己的描述，是"震慑"与"着魔"。

卡哈尔是个很有意思的人，虽然今天他被尊称为"现代神经科学之父"，但是在年轻时，他压根没有当科学家的打算。他从小最大的梦想，是成为一名画家。也不知是幸运还是不幸，卡哈尔的严父认为

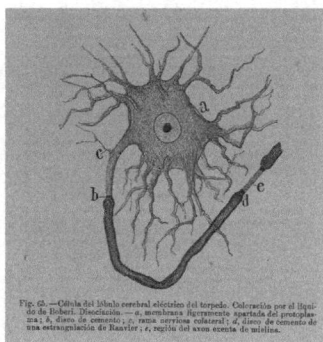

Fig. 63.—Célula del lóbulo cerebral eléctrico del torpedo. Coloración por el líquido de Behrf. Disociación.—a, membrana figuradamente apartada del protoplasma ; b, disco de cemento ; c, rama nerviosa colateral ; d, disco de cemento de una estrangulación de Ranvier ; e, región del axon exente de mielina.

圣地亚哥·拉蒙－卡哈尔绘制的神经细胞模样。

艺术是无用的奇技淫巧，小卡哈尔想当画家，简直是离经叛道。父亲严厉禁止卡哈尔画画，强迫他去读医学院。卡哈尔不得不屈从，但是一抓到机会，就还是偷偷画画。医学与艺术这两件事，后来在卡哈尔的身上发生了美妙的化合作用。

虽然卡哈尔当初不怎么想学医，但是当他真正踏上医学这条路之后，却对研究产生了很大的兴趣，尤其是神经科学这个部分。一八八四年，三十二岁的卡哈尔担任瓦伦西亚大学的解剖学教授，他把绘画与研究两种兴趣合二为一，绘制了非常多显微镜下神经组织的精美图片。当时并没有显微镜照相机，神经科学家在显微镜下所观察到的细节，都只能用手画下来与他人分享。卡哈尔所画的图，不管是在科学的细节还是在艺术的质量上，都出类拔萃，能成为传世经典。一直到今天，任何人只要想在教科书上研读神经细胞与组织的结构，必然会碰到卡哈尔的杰作。

一八八七年的那一天，卡哈尔首度见识到高尔基的黑染色法。他事后这么说：

> 清晰的背景上，呈现着黑色的线条，有的细而平滑，有的粗而带刺，就像画在透明纸上的中国水墨画一样清晰。光是一瞥，我就傻眼了，我的眼睛再也无法从显微镜上离开。

026 **大脑，不可思议**
图说脑科学发展的神奇时刻

从此之后，卡哈尔就好像发了热病一样，废寝忘食地用这个"新武器"来观察研究大量的神经组织。

也许出于艺术家的敏感，也许出于科学家的逻辑，卡哈尔总是觉得网状学说不太对劲。他试着用一些小技巧来进一步改良高尔基的染色方法，例如采用比较厚的神经组织切片，观察尚未完全髓鞘化（myelinated）的胚胎组织，以及把染色的强度再加强等，最终，他终于把神经细胞最末梢的细微部分看清楚了。他发现，细胞的末梢与末梢虽然十分"接近"，但绝对没有互相"融合"；相反，在相邻两个末梢之间，一定有微小的间隙存在。

就从此刻开始，神经科学界除了独领风骚多年的网状学说之外，又多出了"神经元学说"（the neuron doctrine）。神经元学说的核心主张是，每个神经细胞都是独立的个体，彼此只有接近而不会融合，神经信号则是由一个神经元的末梢"跳"过这个间隙，传到另一个神经元。当然，当时还没有人知道这个信号是怎么"跳"的。

神经元学说的领军棋手正是卡哈尔。当时的卡哈尔僻处西班牙一隅，著作多以西班牙文发表，在国际上名不见经传，因而他的大发现起初在科学界也没有受到重视。卡哈尔觉得这样不行，于是他在取得更多研究成果之后，于一八八八年申请加入德国的解剖学学会，并且到柏林去与当代名家学者分享他的成果，结果大受肯定与重视，卡哈尔就此一炮而红，成为国际知名的神经科学家。接着，他继续研究、不断发表，累积下来的研究成果基本上决定了此后人们对神经系统构造的认识。正因为如此，卡哈尔后来被尊称为"现代神经科学之父"。

## 拿你的枪，缴你的械

自从卡哈尔提出了坚实的证据之后，神经元学说被学界普遍接受，至于先前高尔基所认可的网状学说，渐渐没有什么人相信了。这个脑科学史上的大事件，基本上可以这样描述：卡哈尔捡到高尔基的"枪"，然后不客气地把高尔基缴了械。

那个时期的高尔基本人对这个发展有什么反应呢？刚好高尔基当时正把自己研究的重点转到了其他领域，远离了神经科学，因此就没有进一步的成果发表。然而，高尔基对卡哈尔这位后起之秀引领的新风潮，以及他对自己主张的网状学说的致命打击，显然都看在眼里。据说，他经常在课堂上向学生表达自己对神经元学说的强烈不满。

高尔基以外的一些网状学说学者们，为了维护自己的主张，开始强烈批评神经元学说的看法，提出了许多似是而非、无法证实的理论，试图坚守网状学说的正当性。虽然高尔基本人对这些人的理论未必完全赞同，但在态度上明显赞许他们。至于卡哈尔自己，则将所有批评置之度外，继续埋头研究，提出一个又一个确切的新证据。

让我们把时间跳回到一九〇六年的诺贝尔奖颁奖典礼。瑞典的卡罗林斯卡学院决定，当年的诺贝尔生理学或医学奖应由高尔基与卡哈尔这两位对神经科学贡献卓著的学界巨头来共同分享。这可谓是实至名归，当代所有脑科学研究者对此都是心悦诚服、乐观其成。

然而在十二月十一日的中午，高尔基发表获奖演讲时，故意定了"神经元学说：理论与事实"这个标题。接着他在满堂的学者面前，对神经元学说发动了总攻击，试图复活并巩固过时的网状学说。当时的高尔基已经多年没有研究神经细胞了，对当代神经科学的发展并不熟悉。他所引用的资料过时，还有许多不正确的地方。所以，与其说该演讲是学术发表，不如说更像是个人主观想法的发抒，和对同享大奖的另一位科学家的攻击，这一举动实在非常不得体。当时许多听众的反应，可以用"瞠目结舌"来形容。

卡哈尔也在场聆听，尽管也非常坐立不安，但是他很有风度地压下自己的惊奇与怒气，没有作声。第二天中午，轮到卡哈尔发表获奖演讲，他定的题目是"神经元的构造与连结"。演讲的气氛轻松而稳重，完全没有与高尔基针锋相对的意思，他只是把自己和其他学者的科学发现与证据一个个提出来，然后温和地指出网状学说的不尽合理之处。

这一前一后两场诺贝尔奖得主的演讲，对卡哈尔来说是大胜利，对高尔基来说却是大灾难。从那以后，神经科学界普遍认为高

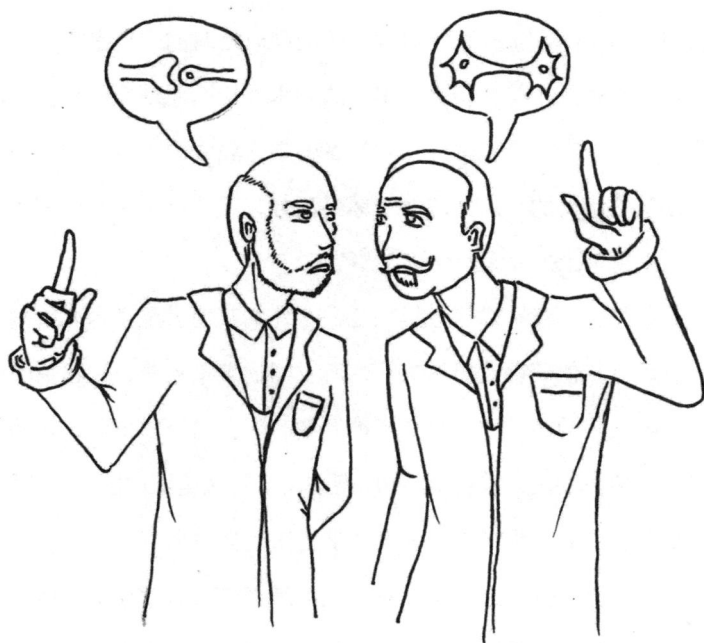

神经元学说与网状学说之争。

尔基是个傲慢、固执、不能承认自己错误的人。可以说，经由这一
场诺贝尔奖获奖演讲，高尔基亲手把自己拉下了神坛。

# 让事实与证据说话

可能有人会觉得奇怪，为什么同一个诺贝尔奖可以由两位学术
主张完全相反的人来分享？他们不可能同时是对的啊！事实上，诺
贝尔奖所奖励的，并非获奖者单一的学术理论，而是他们对人类的
整体贡献。在历任诺贝尔奖获奖学者的学术主张中，有部分在多年
后被证明是错误的，这样的例子屡见不鲜，但这并不妨碍他们是对
人类有卓越贡献的伟大科学家的事实。

高尔基就算没有发明过黑染色法，他的其他大量学术成就的贡
献，也足以让他获得诺贝尔奖。他所发明的黑染色法，让包括卡哈
尔在内的众多神经科学家解开了神经细胞的秘密。如果说，这些科
学家是"站在巨人的肩膀上"，那高尔基无疑就是那位巨人。所以，
他对某个理论的主张错误，根本就是无伤大雅的小节。

高尔基真正的问题，是在神经元的细部构造这件事上，他先让
自己主观的看法凌驾于客观的证据之上，后来又因为不必要的坚持
与面子问题而越陷越深，以至于使自己的伟大科学家的光环蒙上了
阴影。人们常常说，应该要"让事实说话""让证据说话"，在科学
的范畴中，这才是唯一不变的金科玉律。

# 火花、汤与梦

————

脑中神经传导物质的发现、阐明以及临床运用，
是脑科学最重大的成就之一。

　　每个人都会做梦，有些梦是美梦，有些梦是噩梦，而有些梦会影响一生。你有没有这样的经历：你在夜里醒来，记得刚刚做了一个鲜明的梦，梦中的经历新鲜有趣，给了你很多启发；或是在梦中听到的一句警句金言，让你茅塞顿开，想通了长久以来苦思不得其解的问题……

## 梦的启示

　　一九二〇年复活节前夜，犹太裔奥地利－德国－美国药理学家，四十七岁的奥托·勒维医师，就做了这样的梦。他半夜醒来，感到刚刚的梦中有很重要的信息，于是匆匆爬起床，随手抓起纸，半梦半醒地写下梦中的启示，接着又回去躺下睡觉。第二天早上六点，刚起床的勒维医师盯着那张纸发呆，不知如何是好，因为纸上面的字歪七扭八，他一个都不认识。

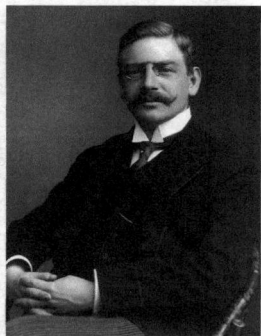

　　好在第二天的夜里三点，勒维又做了同一个梦，并且再次醒来。这次他记得那个梦的内容：自己设计了一个妙不可

奥托·勒维[1]

---

[1] 奥托·勒维（Otto Loewi），1873—1961，犹太裔奥地利－德国－美国药理学家，1936年获诺贝尔奖。

言的实验，解决了长久以来思索的难题。勒维这次可不敢再睡，他赶紧飞奔到实验室，照着梦里想到的方法搭起设备，在大半夜做起了实验。

勒维把两只青蛙的心脏分离出来，分别放在两个独立的培养液盘中，"蛙心一号"还带着它的迷走神经（vagus nerve），而"蛙心二号"的迷走神经已经被切除。分离出的蛙心在培养液盘中还会以稳定的频率，跳动相当长的时间。当勒维用电流刺激蛙心一号的迷走神经时，其跳动频率就会明显变慢。以上是当时人们都已知道的科学事实。接下来的步骤才是勒维梦到的启示：他把浸泡蛙心一号的培养液吸出来，浇在蛙心二号上面，结果蛙心二号的跳动频率马上就慢下来，就如同它自己的迷走神经被刺激了一样，但蛙心二号根本就没有迷走神经。

从这一夜开始，世上神经科学的面貌，与以往再也不同了。

自从圣地亚哥·拉蒙 – 卡哈尔在二十世纪初确定了每个神经细胞（神经元）是独立的，细胞与细胞的末梢（包括轴突与树突）之间并没有互相融合，而是存在微小的间隙之后，神经科学家们就普遍接受神经细胞间的信息传递，必须要跳过这个名为"突触"（synapse）的间隙。问题是，到底是怎么跳过的？这个谜团让他们困惑了许多年。

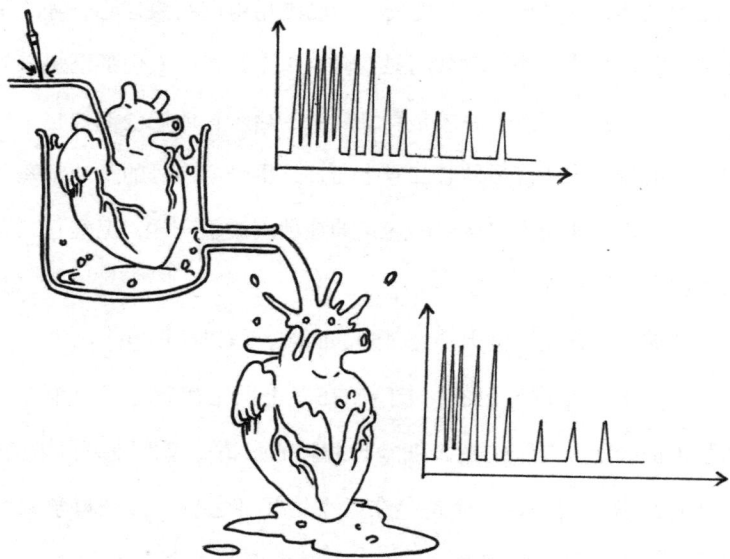

被梦所启发的蛙心实验。

# 电流传导与物质传导

　　神经细胞间的信息传导非常迅速，可谓"电光石火"，所以最直观的想法便是：它是经由电的传导，也就是前一个神经元末梢的电位变化，直接导致后一个神经元末梢的电位变化，以此方式继续传递。主张这个"电流传导"理论的，以澳大利亚著名的神经生理学家约翰·卡鲁·埃克尔斯爵士为代表。

　　另一种看法是，神经元末梢的电流无法直接传到下一个神经元，而应该是借着分泌某种化学物质，接触到下一个神经元来传递信息。主张这个"物质传导"理论的，以英国著名的神经科学家亨利·哈利特·戴尔爵士为代表。

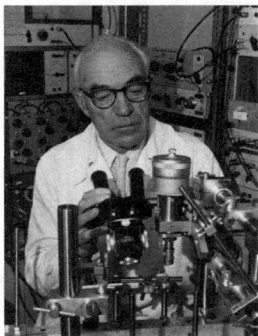

约翰·卡鲁·埃克尔斯爵士[1]
主张"电流传导"。

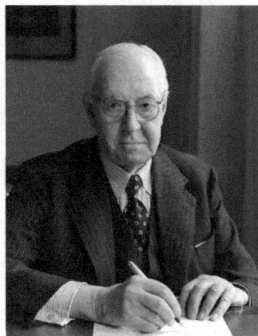

亨利·哈利特·戴尔爵士[2]
主张"物质传导"。

[1] 约翰·卡鲁·埃克尔斯爵士（Sir John Carew Eccles），1903—1997，澳大利亚神经生理学家，于1963年获诺贝尔奖。

[2] 亨利·哈利特·戴尔爵士（Sir Henry Hallett Dale），1875—1968，英国神经科学家，于1936年与奥托·勒维一起获得诺贝尔奖。

　　神经元可能会分泌化学物质的假说，并不是亨利·戴尔提出的。早在一九〇四年，英国生理学家托马斯·蓝顿·埃利奥特[①]医师就发现，肾上腺素对器官产生的生理作用，类似于刺激交感神经的反应。他当时推论，当交感神经的电刺激传导到神经末梢时，可能就会让神经末梢释放出肾上腺素。不过这个研究发现和看法，只被极少数的人注意到。

　　亨利·戴尔就是这极少数的人之一。当时的亨利·戴尔刚刚接受了宝成药厂（Burroughs Wellcome & Co.）的邀请，成为其学术研发部门的核心人员。此后许多年间，戴尔不仅在药品研发上大有斩获，更重要的是，他还同时做了许多重要的学术研究。在那段期间，他与同事做了不少受到埃利奥特启发的交感神经物质研究，他发现化合物"去甲基肾上腺素"（noradrenaline）对于器官的生理作用，比起埃利奥特所推论的肾上腺素，更接近刺激交感神经所引发的生理反应。不管交感神经用的是去甲基肾上腺素还是肾上腺素，实验结果都让戴尔越来越深信，物质的传递才是两个神经细胞之间信息沟通的正途。

　　人类和其他动物的自主神经系统包含两个部分：交感神经与副交感神经。两者之间有点像一阴一阳的关系——刺激交感神经，会让生物体的心跳变快，而刺激副交感神经，则会像奥托·勒维做的那个实验一样，让心跳变慢（迷走神经就是副交感神经的一种）。

---

[①]　托马斯·蓝顿·埃利奥特（Thomas Renton Elliott），1877—1961，英国医师、生理学家。

戴尔的想法是，神经之间的信息传递是以某种化学物质为媒介，而肾上腺素或去甲基肾上腺素，应该就是那个由交感神经末梢所分泌出来用以传导信息的物质。所以，它们对器官的影响才会如此类似于刺激交感神经所造成的状态。

假设去甲基肾上腺素就是交感神经的传导物质，那副交感神经的传导物质又会是什么呢？当时没有人知道。

一九一四年，戴尔在研发麦角（ergot）类药物时，意外分离出了化学物质"乙酰胆碱"（acetylcholine），这是人类首次从自然界分离出这种物质。戴尔研究了它的生理作用后，大为兴奋，便兴高采烈地写信给托马斯·埃利奥特，告诉他这个消息。他在信中说：

这玩意儿应该跟肾上腺素类似，在自主神经系统中扮演另一个关键的角色。

次年，戴尔集中心力，研究乙酰胆碱及其他胆碱类物质，并发表了许多重要的论文。种种发现让他越来越觉得，乙酰胆碱应该就是刺激副交感神经时释出的物质。然而基于他谦逊的个性，加上科学家有一分证据说一分话的谨慎，他并没有把话说死。尤其是当时还没有任何证据表明，动物体内也存在着类似乙酰胆碱的物质。

一九一四年，世界发生了比神经科学研究要重大得多的事件——第一次世界大战爆发。戴尔的职务有了大变化，他转往英国医学研究理事会中央医学研究所（今英国国家医学研究中心）任职。由于战争导致的种种环境改变，在其后几年间，戴尔的研究重点转向了乙酰胆碱以外的领域。按这个情势发展下去，乙酰胆碱很可能就会长期待在"冷宫"，不知何时才重见天日。然而，正是一九二〇年奥托·勒维所做的那个梦，让乙酰胆碱的研究产生了戏剧性的转机。

## 乙酰胆碱在哪里？

英国的亨利·戴尔，与奥地利的奥托·勒维，在此之前彼此并不陌生。

奥托·勒维从小就是爱做梦的人，他出生于德国法兰克福的富裕酒商家庭，自己一直想主修艺术史，却被父亲说服读医。在医学院时，勒维经常逃课去旁听人文课程，以致最后差点没通过毕业考试，延毕一年才拿到医学博士学位。他毕业后的第一份工作是在公立医院做医师，但没多久就做不下去了，因为当时的临床医学不比今日，有太多的病，包括肺结核甚至肺炎，都缺乏有效的治疗方式，医师们只能眼睁睁地看着患者死亡，这让勒维越来越伤心。于是他很快转换跑道，投入当时德国著名药理学家汉斯·迈耶 [1] 麾下，从事基础研究。这一份工作奥托·勒维倒是做得兴味盎然，他

---

[1] 汉斯·迈耶（Hans Meyer），1853—1939，德国药理学家。

表现优异，于一九〇八年就得到了奥地利格拉茨大学（University of Graz）的药理学教授职位。

早在一九〇二年，奥托·勒维就去过英国伦敦，参访著名生理学家恩斯特·亨利·斯塔林 ① 的研究实验室。就是在那儿，勒维认识了亨利·戴尔。两位年轻学者一见如故，从此虽然远隔两地，却成为一生的好友与合作伙伴。次年，勒维重访英国伦敦，又认识了当时同样年轻有为的托马斯·埃利奥特。

一九二〇年的那个深夜，爱做梦的奥托·勒维做完了那个绝妙的青蛙实验之后，无可置疑地证明了被电流刺激的蛙心一号的迷走神经必然分泌出了某种化学物质，才会有可能经由含有这个物质的培养液，把心跳变慢的生理作用转移到没有迷走神经的蛙心二号上。换言之，迷走神经对心脏的作用是透过分泌化学物质而引起的。勒维当时并不知道这个化学物质到底是什么，就为它取了德文名字"vagusstoff"（迷走神经素）。。

奥托·勒维的实验发现惊动了许多神经科学家。他的好朋友亨利·戴尔当然更是兴奋无比，重燃起了自己对乙酰胆碱的研究热情。接下来的几年中，勒维与同事持续研究迷走神经素，最后发现它是一种"胆碱酯"（cholineester）类的物质。但是他也不敢一口咬定那就是乙酰胆碱，原因与亨利·戴尔相同——过去不曾有人在动物的体内找到乙酰胆碱。

① 恩斯特·亨利·斯塔林（Ernest Henry Starling），1866—1927，英国生理学家，是内分泌生理学的奠基人之一。

　　亨利·戴尔受到勒维实验的发现的鼓励，越来越相信迷走神经素就是乙酰胆碱。到了一九二九年，亨利·戴尔与同事哈洛德·杜得利[1] 终于在哺乳动物的体内分离出了乙酰胆碱。这又是一个意外之喜，因为他们当时本来是想要分离生物体的组织胺，根本不是在找乙酰胆碱。

　　既然已经证明了动物体内确实有乙酰胆碱的存在，戴尔对"乙酰胆碱就是迷走神经素"的推论更是无比肯定。然而技术上的限制却让他无法进一步证实，因为乙酰胆碱一旦分泌出来，很快就会被周遭的天然酵素"乙酰胆碱酯酶"（acetylcholinesterase）分解掉，稍纵即逝，以当时的生化技术极难探知。这个困难之后的解决，可能要归功于威尔海姆·费伯格。

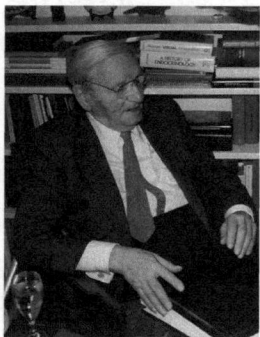

威尔海姆·费伯格[2]

　　犹太裔德国生理学家暨生物学家威尔海姆·费伯格，与亨利·戴尔是旧识，因为具有犹太人血统，他在德国排犹的高潮时离开德国，以难民身份流亡到了英国，于一九三四年成为戴尔的同事与研究伙伴。费伯格带着一件法宝而来，这让戴尔大为兴奋，还为此特地写信告诉奥托·勒维。

---

[1] 哈洛德·杜得利（Harold Dudley），1887—1935，英国生物化学家。
[2] 威尔海姆·费伯格（Wilhelm Siegmund Feldberg），1900—1993，犹太裔德国生理学家暨生物学家。

费伯格的法宝，并不是什么金银珠宝，而是让有些人起鸡皮疙瘩的"水蛭"。乙酰胆碱作用在水蛭的肌肉上会让其肌肉收缩，但如果乙酰胆碱停留的时间不够长，就不足以引发此收缩。费伯格的独特技术就是在放着水蛭肌肉的培养液中加入"毒扁豆碱"（physostigmine），毒扁豆碱会抑制乙酰胆碱酯酶的活性，使它失去分解乙酰胆碱的作用，因而让乙酰胆碱可以在培养液中存在更长的时间。这样一来，通过测量培养液中的水蛭肌肉有无收缩和收缩的强度，就可以得知培养液中乙酰胆碱的存在与否和其含量了，这成为亨利·戴尔定量微量乙酰胆碱的绝妙工具。

得到了威尔海姆·费伯格所掌握的这把"黄金钥匙"之后，亨利·戴尔如虎添翼，在其后数年间，两人共同做了大量研究，发表了许多重要的成果。最后，他们终于找到了无可置疑的科学证据——刺激副交感神经，会在副交感神经节交接处分泌出乙酰胆碱；刺激支配肌肉的神经，也会在神经肌肉交接处分泌出乙酰胆碱；如果不刺激神经，乙酰胆碱就不会出现；如果把外来的乙酰胆碱注入器官或肌肉，也会产生跟刺激神经一模一样的生理反应。

亨利·戴尔的发现震动了整个神经科学界，世界各地的实验室纷纷重复了戴尔的实验，都得到了一样的结果。至此，亨利·戴尔与奥托·勒维的"神经元之间是靠着包括乙酰胆碱在内的化学物质来进行信息传递"这一理论，看来已经是铁一般的事实了。因为这个革命性突破，一九三六年诺贝尔生理学或医学奖就同时颁给了亨利·戴尔与奥托·勒维这两位异国好友科学家。此时距离爱做梦的奥托·勒维那个"天启之夜"，已经过了十六年的岁月。

## 真正的科学家精神

就算身为伟大的科学家，即使拥有诺贝尔奖的光环，在大环境的动荡之中，个人也显得苍白无力。第二次世界大战爆发，德国在一九三八年入侵奥地利，身为犹太人的奥托·勒维与家人被逮捕、囚禁，并且逼吓。这件事引起了国际科学界的大力声讨，最后德国终于允许奥托·勒维在"交出诺贝尔奖奖金"的条件下离开奥地利。勒维马上到英国投奔老友亨利·戴尔，在牛津大学工作了短暂的时间，而后于次年接受纽约大学药理学教授的职位，移居美国，并最终归化成为美国公民。与当时许多受到迫害而离开的犹太裔科学家或其他领域的优秀人才一样，勒维也是德国送给欧美国家的"大礼"。

还记得前文提过的那位澳大利亚神经生理学家约翰·卡鲁·埃克尔斯爵士吗？他一直以来都强烈主张神经细胞间的信息传导是经由电的传导，而不是经由化学物质。即使在亨利·戴尔提供了坚实的证据，并且获得诺贝尔奖之后，埃克尔斯还是认为电流传导理论才是对的。他觉得就算神经传导物质确实存在，还是不能解释神经间的传导速度怎么会那么快。他与其他持相同看法的科学家继续提出各种科学研究数据，与亨利·戴尔等科学家公开争论，这一争论持续了十多年。这场在科学史上有名的争执，后来被戏称为"汤派与火花派的战争"（The War of the Soups and the Sparks）。

埃克尔斯与戴尔并没有因此成为仇敌。他们之间进行着的纯粹是学术看法与科学证据的争辩，完全不带私人情绪，可称为"君子之争"的典范。他们两人经常通信，讨论问题，互开玩笑，甚至在自己的研究文章发表之前，还会先寄给对方指正一下。

埃克尔斯为了证明自己的电流传导理论才是对的，一直做着大量的实验研究。他的实验室采用了最新的微电极技术，可以精确测量到神经细胞的兴奋与抑制突触内部的电位变化。一九五一年八月的一天，决定性证据出现了：微电极所记录到的电位变化，绝不可

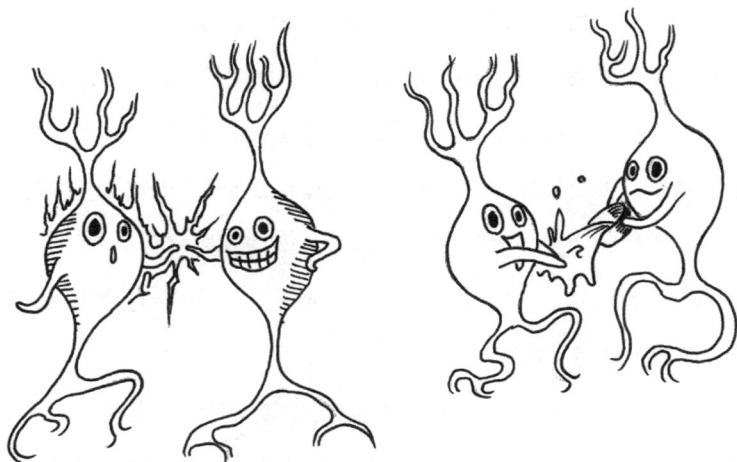

"汤？还是火花？"的君子之争：汤派指的是神经传导物质派，火花派指的是电流传导派。

能是电流传导所造成的。换句话说，埃克尔斯这十多年来努力的结果恰恰证明了他自己先前的看法是错误的。

我们可以从埃克尔斯当时的反应见识到真正科学家的英雄本色。就在那一天，他彻底抛弃了自己坚持多年的电流传导理论。埃克尔斯马上写信给亨利·戴尔，承认自己一直以来的错误，并且从此成为神经传导物质理论的坚决拥护者。

埃克尔斯从"改变信仰"的那一刻开始，就积极投入对神经系统中神经传导物质的研究。不愧为英雄豪杰，就算曾走了多年的冤枉路，一旦转入了正途，埃克尔斯得到的成果比谁都要丰硕，最终在一九六三年他也为自己赢得了诺贝尔奖。

奥托·勒维、亨利·戴尔与约翰·卡鲁·埃克尔斯等人，确定了神经传导物质在神经系统所扮演的角色，此后的众多神经科学家也就很快陆续确认了神经传导物质并非只在自主神经节或神经肌肉交接处作用，而是处于整个中枢与周边神经系统的共同运作机制中。甚至，神经传导物质的种类也远远不止乙酰胆碱与去甲基肾上腺素，不同位置的不同神经传导物质，微妙调控着整个神经系统。进一步了解它们，不仅让我们更了解神经系统的复杂运作机制，也为我们带来了治疗疾病的契机。

例如，乙酰胆碱广泛存在于大脑当中，担负了许多关键性神经功能。掌管记忆的神经元中有很大一部分神经传导物质就是乙酰胆碱。阿尔茨海默病（Alzheimer's disease）会造成大量乙酰胆碱神经元退化死亡，乙酰胆碱的量减少，病患的记忆力等智能也就随之恶化。根据这个转机所研发出的治疗药物，就是"乙酰胆碱酯酶抑制剂"。它就像前文所提到的费伯格的水蛭法宝中的毒扁豆碱一样，抑制住乙酰胆碱酯酶的活性，让它失去分解乙酰胆碱的作用，使得脑中的乙酰胆碱量增加，从而改善失智病人的智能，延缓病情恶化的速度。

## 治疗疾病的契机

再以脑内另一个重要的神经传导物质"多巴胺"（dopamine）为例。早在二十世纪五十年代，科学家就已经从人类和其他动物的组织中分离出多巴胺，但当时只把它当作去甲基肾上腺素合成过程中的副产品，以为其并不重要。

但后来发现，组织中多巴胺的量并不比去甲基肾上腺素少，所以越来越多的科学家认为多巴胺一定也有着某种独立的生理作用。问题是，这作用是什么呢？从一九五七到一九六〇年间，许多杰出的科学家都在研究多巴胺的课题。这些科学家当中，包括瑞典神经药理学家阿尔维德·卡尔森和奥地利生物化学家奥莱·洪内奇维什。

一九五七年，人们发现了人脑当中含有多巴胺，而阿尔维德·卡尔森就在同一年里，用动物实验证明了多巴胺正是动物脑中的神经传导物质。他发明了测量脑组织中多巴胺含量的方法，发现在基底核中多巴胺的含量特别高。不仅如此，卡尔森给实验动物服用药物利血平（reserpine），让动物脑中的多巴胺量降低，这只动物因此出现行动困难的症状，类似于帕金森病（Parkinson disease）病人的表现。接下来他在这只"帕金森动物"的饮食中添加多巴胺的前体左旋多巴（L-DOPA），提高动物脑中的多巴胺含量。结果如何呢？这位动物病患的行动大为改善，再度活蹦乱跳。

帕金森病的历史久远，可是直到一九五七年，还没有人推测出它的病因是什么，当然也就没有任何有效的治疗药物。卡尔森先"剥夺"了动物脑内的多巴胺，在它身上制造出类似帕金森病的症状，然后又用提高多巴胺含量的方法成功治疗了它，这给人们的启发太大了。

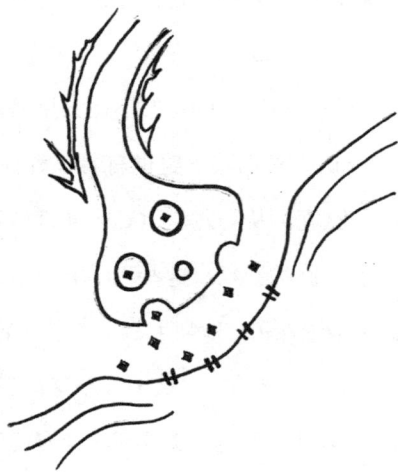

神经传导物质在神经细胞间传递。

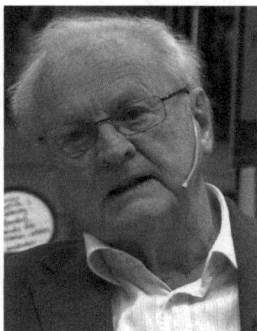

阿尔维德·卡尔森 ①　　　　　奥莱·洪内奇维什 ②

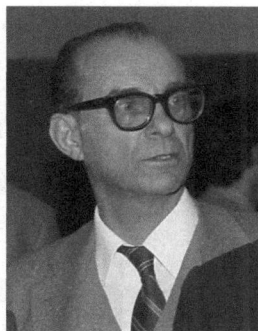

当长时间研究动物脑内多巴胺的奥莱·洪内奇维什看到了阿尔
维德·卡尔森等人发表的研究时，瞬间觉得自己的"任督二脉"被
打通了："这么说，人类会有帕金森病，不就是因为脑里少了多巴
胺吗？"于是，他马上就着手进行他的"人脑计划"，在一九五九
到一九六〇年间，洪内奇维什与医学院的同事合作，检测了六个帕
金森病患者过世后遗留下来的大脑，确定其中多巴胺的含量，再将
其与十七个正常死者的大脑比较。结果非常明确，帕金森病患者基
底核内的多巴胺含量远远低于正常人。

这样一来，帕金森病的致病原因已经昭然若揭，只差临门一
脚——治疗。一九六一年七月，洪内奇维什说服了奥地利神经科医
师华尔瑟·伯克迈尔 ③ 与他一同进行人体实验。伯克迈尔当时掌管

---

① 阿尔维德·卡尔森（Arvid Carlsson），1923—2018，瑞典科学家，于 2000 年获诺贝尔奖。
② 奥莱·洪内奇维什（Oleh Hornykiewicz），1926—2020，奥地利生物化学家。
③ 华尔瑟·伯克迈尔（Walther Birkmayer），1910—1996，奥地利神经科医师，与奥莱·洪
内奇维什一起发现左旋多巴治疗帕金森病的疗效。

着很大的神经科慢性病病房，里面住着相当多因为病情严重无法行动、只能长期住院的帕金森病患者。他们挑选了其中的一些病人，给他们注射了一百五十毫克的左旋多巴。仅注射了一剂之后，洪内奇维什与伯克迈尔就惊喜交集，亲眼见证了"左旋多巴奇迹"——原先那些全身木僵、躺着坐不起来、坐着站不起来、讲也讲不出话来的帕金森病患者，打了针之后纷纷起身，在病房里走来走去，大声交谈，有的甚至还能跑能跳。从那天开始，过去所有医师都没办法帮上忙的帕金森病患者，终于等到了"仙丹妙药"——左旋多巴，一直使用到今天。

阿尔维德·卡尔森因为长年研究神经传导物质的杰出贡献，泽及不计其数的帕金森病患者，在二〇〇〇年获得了诺贝尔生理学或医学奖。

脑中神经传导物质的发现、阐明以及临床运用，是脑科学最重大的成就之一。回顾当初神经传导物质的发现史，可以说是经过漫长岁月，历经一连串幸运的巧合，理论的争执，人情的交流，战争与迫害，甚至夜里的一个梦，才终于成为事实。但严格来看，科学上的幸运从来都不是偶然，就算天时、地利、人和都凑齐了，但若是没有这么多科学家过人的才智，和他们长久的坚持与努力，科学的突破还是不会发生的。

# 大脑地图

---

大脑地图触及了"心灵"的本质问题。

# 局部麻醉的开脑手术

那是夏季里炎热的一天，年仅十四岁的女孩琴惴惴不安地躺在手术台上，看着周遭走来走去、边交谈边准备手术的医师和护士，回想自己为什么会来到这里。

七年前，琴七岁的时候，有一天跟她的兄弟们走在郊外，有个奇怪的男人拿着布袋经过，忽然走近对她说："你要不要也进这个袋子里，跟里面的蛇玩？"这把她吓得狂奔回家。这件事过去之后，在接下来的几年里，琴时不时地癫痫发作。每次发作时都是先回忆起那一段可怕的经历，涌起深深的恐怖感，然后就是放声尖叫、挥动肢体，接下来全身抽搐，丧失意识。

琴被诊断为"局灶性癫痫"（focal epilepsy），疾病发作日益频繁，有时候在家中，有时候在课堂上，有时候还会在教堂里，这给琴和她的家人们造成了很大的痛苦与困扰。琴的家境不错，父母带她到加拿大蒙特利尔神经研究中心（Montreal Neurological Institute），央求该中心院长——声名远播的神经外科医师怀尔德·潘菲尔德为她治疗。在那个年代，特别有效的抗癫

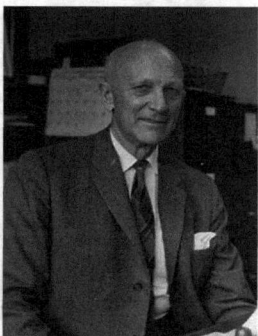

怀尔德·潘菲尔德[1]

---

[1] 怀尔德·潘菲尔德（Wilder Penfield），1891—1976，美裔加拿大神经外科医师，对脑部手术的发展有重要贡献。

病症的药物还没有问世，所以医师经常会用开刀切除脑部癫痫病灶的方法来治疗顽固的癫痫。

一九三六年的夏天，拥挤的手术室里，琴可以看到身前的护士、麻醉师，还有几位年轻医师。其中一位医师捧着厚厚的笔记本，在上面写写画画，并逐字记下琴与潘菲尔德的每一句对话。至于潘菲尔德医师本人，琴看不到，因为他站在她的头后方，与她隔着一张大床单，琴只能听到他厚实稳重、令人心安的说话声。

琴回答潘菲尔德，说自己没有什么不舒服，也不会痛，但其实她知道，自己的头骨现在已经被锯开了一大块。而潘菲尔德医师在跟琴说话的同时，正盯着她暴露在外的大脑仔细瞧着，这让琴感到非常不可思议。

潘菲尔德为琴所做的癫痫症脑部手术非常新颖。一般脑部手术需要把病人的头骨打开，对病人的脑子切切割割，所以传统的麻醉法当然都是全身麻醉，病人本人完全不会知道发生了什么事，但潘菲尔德医师用的却是局部麻醉——大脑皮质虽然是感受全身各处疼痛的中枢，妙的是它本身却不具有痛神经，所以只要对病人的头皮跟头骨做局部麻醉，打开头骨之后，医师对大脑本身做任何动作，病人都不会感到痛。

潘菲尔德医师之所以采用局部麻醉来做脑部的大手术，是因为就癫痫手术而言，需要病人在前半段手术过程中完全清醒，好跟他保持对话。所谓癫痫，就是大脑皮质的异常放电。每个局灶性癫痫症的病人放电的位置各不相同，潘菲尔德用一支通了微量电流的探针，在病人暴露的大脑表面，电击不同的脑皮质区域，以观察病人的反应，并探问病人的感觉，直到某个特定位置的电击能够激起病人的癫痫发作症状，便是找到了这个病人大脑的异常放电所在。

例如，手术对象是每次癫痫发作时右手都会抽搐的患者，当在手术中电击到 A 点时，这位病人就出现与癫痫发作时一样的右手抽搐的症状，便可以认定 A 点是病人癫痫发作时的放电位置，当场将 A 点这个异常放电的皮质区域切除。切掉了这个"作怪"的病灶，病人就有望日后减少癫痫发作。

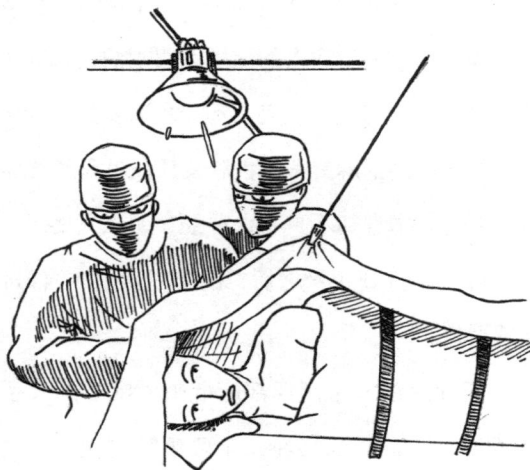

怀尔德·潘菲尔德的局部麻醉脑手术。

琴的手术开始。潘菲尔德医师一边用手上的通电探针轮流刺激琴的脑皮质上的一个个小小区块，一边跟她交谈。每一次刺激，都问她有什么感觉，另一侧的年轻医师则聚精会神地观察琴的身体各处有没有反应，并巨细无遗地记录下来。

不久，琴忽然发现自己身体的一些部位会不由自主地抽动起来，或是感觉到麻痒，"啊！左手大拇指抽了一下""啊！左边的嘴唇麻了一下"，这些反应都在潘菲尔德的预期之中，因为这与他之前的其他病人一样。

然而当潘菲尔德的探针移到了他所怀疑的癫痫"元凶"——琴的右侧颞叶，通下电流时，琴忽然露出紧张的表情，说："我觉得怪怪的，好像要发作的感觉。"潘菲尔德再刺激了一次，琴说："我听到好多人在对我大叫。"潘菲尔德让琴休息了一下，然后又刺激了一次，琴说："刚刚的声音又来了。"然后她忽然啜泣起来，说："我看到有什么东西过来了！有什么可怕的事要发生了！啊，不要离开我！"那一次电刺激，让童年的恐怖记忆在琴的意识中生动地回放了一遍。潘菲尔德医师知道他找到了癫痫的病灶，当即让琴进入全身麻醉状态，接着进行后续手术，将这个颞叶病灶切除。而这一次的手术为脑科学开启了全新的领域。

如果脑医学与脑科学里面也有"超级英雄"，怀尔德·潘菲尔德医师无疑就是一位超级英雄。他大大拓展了脑部手术的观念与技术，像是在局部麻醉情况下为清醒的癫痫病人开颅、用实时的脑皮质电刺激找到癫痫放电病灶并加以切除，就是他在脑手术方面的创举。而且这个创举后来所引发的重大脑科学发展，超乎所有人当初的想象。

潘菲尔德最初想到在手术中用电刺激病人的脑皮质，确实只是为了找出癫痫放电的病灶，然而随着手术经验的累积，他发现这里面蕴藏了庞大的知识宝库。用电刺激清醒病人的大脑，并观察他们的反应，这岂不是为人类大脑皮质的功能"定位"的绝佳机会？因此到了后来，潘菲尔德的癫痫手术慢慢从单纯的临床治疗拓展成为重要的科学研究，他进行大脑电刺激的范围越来越广，记录也越来越精确而详细。

潘菲尔德是史上第一位直接"操纵"活人大脑的不同区域，诱发出他们身上不同反应的科学家。那么，这个看起来像魔术表演一样神奇的过程，是如何决定了此后人们对大脑的认识的呢？

## 用头形能帮人算命吗？

人类所有的智能、感情、经验、记忆、动作、感觉皆位于大脑，这是从十七世纪开始就有的共识。然而大脑作为载体，到底如何储存感情与记忆、如何操控动作与感觉，却是天大的谜。大脑是以一整个脑为单位，被形而上的"灵魂"当成了介质来使用呢，还是大脑本身分有很多区块，各个区块分别负责不同的心智功能呢？

当时没有人说得清楚。

从十八世纪开始，就有许多学者怀疑大脑的功能是分区负责的，德国的神经解剖学家暨生理学家弗朗兹·约瑟夫·加尔以及约翰·加斯帕尔·斯普尔茨海姆就是如此主张的。他们创造了一门名为"颅相学"（Phrenology）的学说，主张大脑的不同区域负责不同的功能，而大脑不同区域的大小尺寸又会影响到人的脑袋的形状，所以根据头颅的形状应该就能够看出人的心理特质。他们的主张其实有部分道理，但他们的推论过程以臆测居多，又缺乏有力的实证，当然衍生了很多问题。因此，"用头形帮人算命"的颅相学就成了花哨的伪科学。

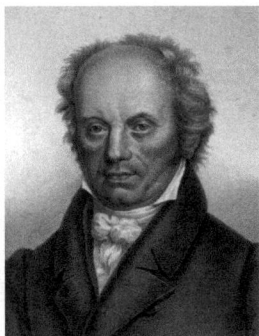

弗朗兹·约瑟夫·加尔[1]          约翰·加斯帕尔·斯普尔茨海姆[2]

---

[1] 弗朗兹·约瑟夫·加尔（Franz Joseph Gall），1758—1828，德国神经解剖学家、生理学家，提出了颅相学的概念。

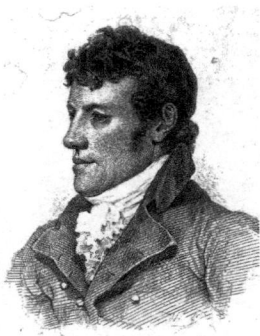

[2] 约翰·加斯帕尔·斯普尔茨海姆（Johann Caspar Spurzheim），1776—1832，德国医师，颅相学的主要支持者。

　　然而这件事正突显了在那个时代研究脑功能有多么不容易。古语说"人心隔肚皮"，更正确的说法应该是"人脑隔颅骨"。人的大脑躲在厚厚的颅骨下面，看不到摸不着，我们要如何得知什么区域负责什么功能呢？科学家最多只能通过一些脑病变或脑损伤病患死后解剖取出的脑标本，回顾其生前的症状病征来对照，从而做出间接的揣测而已。

　　到了十九世纪，德国神经科医师科比尼安·布洛德曼研究大脑皮质的神经细胞结构，尤其是细胞间的连接方式，发现大脑皮质不同区域各自具有不同的细胞结构与连接方式。他据此为大脑每侧的半球都划分出五十二个小区域。这个分区方法影响深远，一直到今天都还在使用，称为"布洛德曼分区"。

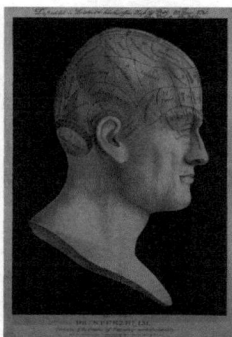

颅相学想象中的心智特质分区。　　科比尼安·布洛德曼 [1]

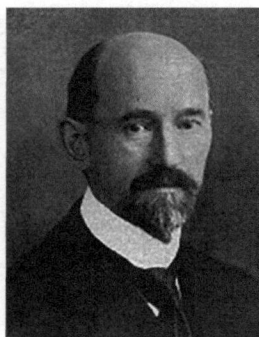

---

[1]　科比尼安·布洛德曼（Korbinian Brodmann），1868—1918，德国神经学家，首次描绘了大脑皮层并进行分区。

当然，我们可以想象，脑部的不
同区域各自具有彼此相异的细胞结构与
链接方式，暗示着这些区域分别负责不
同的功能。然而布洛德曼所看到的，不
过是死者大脑的结构，而人脑的各种精
彩功能，都只发生在活人身上，不可能
从结构本身看出来。打个比方来说，尸
体的大脑就如同人去楼空的大厦，布洛
德曼分区只能告诉我们，这座大厦所有
房间的大致数目与分布情况，以及各

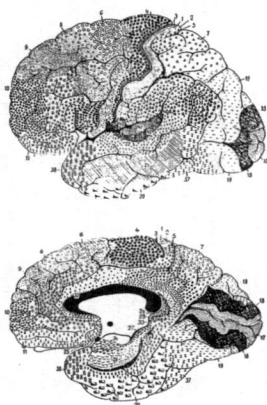

布洛德曼分区。

个房间的建筑材料，却完全无法从中得知这些房间是卧室还是厨房，
里面原先有什么家具，住过什么人。潘菲尔德医师从一开始在做他
所发明的癫痫手术时就发现，只要用电流刺激病人脑皮质的某个特
定位置，就必然会激发出这个病人某个肢体的特定动作，或是体表
某处的感觉，而且这些反应在每一个病人身上都差不多。

比方说，潘菲尔德刺激病人的脑皮质某处，造成该病人“手
臂与手轻微地抽搐，并且产生想要动的感觉”，他把这个点标为号
码“十八”；刺激另一点时，病人说自己感觉“整个右腿一路麻下
去”，他再把这个点标为号码“八”。以后他在给其他病人做手术
时，找到“十八”的位置通电，就同样会引起手臂与手的抽搐，而
刺激“八”的位置，病人也同样会表示右腿麻了起来。

随着病人的数目越来越多，潘菲尔德医师积累的经验日益丰富，他觉得自己越来越有把握，并且对脑皮质的"功能分区"也越来越有兴趣。他增加手术中的刺激点数目，扩大涵盖区域，记录也更精细。到最后他发现，如果把这些电刺激引起病人反应的部位当成坐标加以"连连看"，就可以画成完整的小小人体图覆盖在脑皮质的表面。这小人一共有两个：一个掌管运动，分布在运动皮质上；另一个掌管感觉，分布在感觉皮质上。这就是潘菲尔德前无古人的旷世名作，青史留名的"皮质小人"（cortical homunculus）。

## 皮质小人是什么人？

"皮质小人"虽然是人形，但是相对位置并不与人体完全一致，脸部在大脑的外侧表面，上方是手，再往上是躯干，接着躯干往上绕过中线部位进入内侧则是脚的部分。小人的比例也很奇怪，跟真正的人体比例很不一样，两只手特别大，头部也很大，整个躯干反而比较小，画出来的样子很怪异，甚至有点可怕。

为什么皮质小人的比例会是这样的？因为人类是灵长类动物，对我们来说，万能的双手最重要，其运动与感觉的功能最细致、最灵敏，而脸部要做出各种喜怒哀乐的表情，远远超过任何其他动物，所以分配给它们的神经细胞当然就特别多。至于占体表面积最大的躯干部位，因为不需要太过精细的控制与感受，分配到的脑细

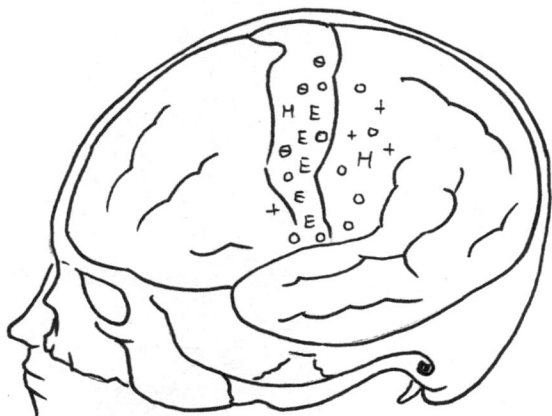

怀尔德·潘菲尔德根据病人在手术中的反应来标记大脑不同区域的功能。

胞数目少，所以在脑皮质上反而占地较小了。

潘菲尔德的发现是划时代的，因为他首次在活人的身上证实了大脑皮质功能分区的事实，为大脑这座宏伟大厦里的众多房间一一标出了用途。他的"皮质小人"遗产就此成为每一本神经学教科书的必备项目。一直到现在，每一位神经科医师的脑海中都存有一张清晰的皮质小人图，以供诊断病人时按图索骥。

神经科在训练初出茅庐的年轻医师时，必然会让他先检查病人，测试病人身体各个部位的肌肉力量、感觉功能、神经反射等，找出这个病人的所有病征，接下来就会要求这位医师"在未看过计算机断层扫描影像或核磁共振影像的情况下，说出这个病人的病变在何处、范围有多大、可能是什么病"，这不是训练医师瞎猜的本

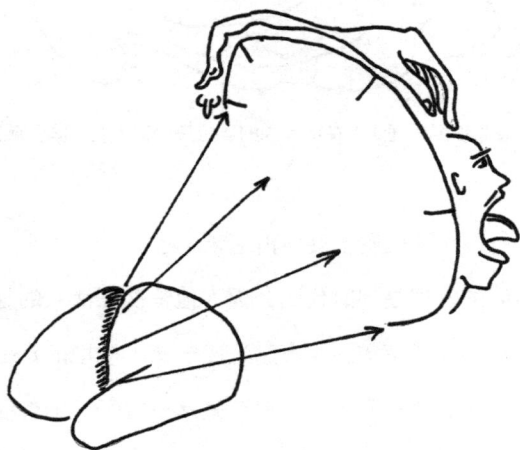

根据大脑不同区域对应的身体位置所画出的"皮质小人"。

领，而是要让他们熟知神经系统的结构及变化，从而能借着病人表现出来的功能缺陷，合理推测其病变位置。而如果这个病变在大脑，潘菲尔德的皮质小人就是我们据以判断的利器。

比如说，神经科医师遇到急性中风的病人时，经常需要在扫描影像出来之前，就先行正确判断出病人大脑梗死区域的大小及位置。假设中风病人的症状是左手与左脸无力，但左脚的力气相对正常，整个左半侧体表的感觉也正常，医师们光从这样的神经学表现就可以有把握地诊断出：病人的梗死区位于靠近右侧大脑外缘的手与脸的运动区，内侧的脚运动区和整个感觉皮质都相对没事。神经科医师们能够拥有这种有如透视眼一般的超能力，就是拜潘菲尔德的皮质小人之赐。

运动与感觉这两个皮质小人已经足以让潘菲尔德名垂千古，但自从遇到琴这位病人之后，大脑皮质的秘密房间又对潘菲尔德打开了一扇崭新的大门。

## 用刀与电发现未知的世界

运动皮质小人的位置在额叶的运动区，感觉皮质小人的位置在顶叶的感觉区。潘菲尔德在例行刺激过琴的运动区与感觉区之后，为了寻找琴的癫痫放电病灶，又刺激了她的颞叶，结果勾起了她深藏的记忆和相伴随的情绪反应。这是潘菲尔德第一次看到电刺激不仅能激发简单的动作或感觉，还能够勾起一段复杂完整的记忆，还带有情绪的反应。

　　亲眼见到了电流刺激可以激活病人储存在脑内的过去经历之后，潘菲尔德的思考方向从大脑皮质的单纯运动与感觉功能，扩展到了整个"心灵"的层次。在琴之后，潘菲尔德接连不断在其他病人身上也观察到了类似琴的反应，且通常都是在刺激颞叶的时候。有人会跟琴一样听到声音，有人会看到幻影，有人会闻到吐司烧焦的味道，同样也有很多人会被勾起过去的记忆、情绪反应和似曾相识的感觉等。

　　事实上，潘菲尔德医师的发现触及了"心灵"的本质问题。在西方哲学系统中，二元论向来居于主导地位。古希腊哲学家柏

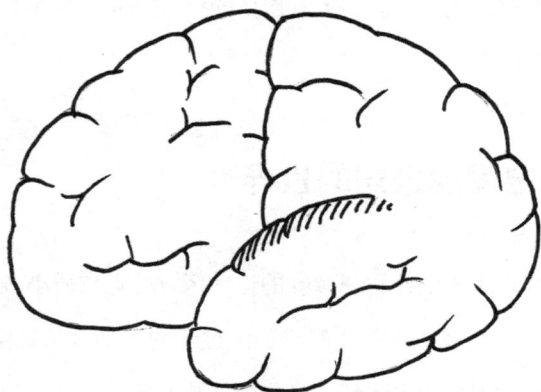

潘菲尔德首度证明，对大脑颞叶局部（斜线部分）的物理刺激可以激发"心理"现象。

拉图（Plato）就主张：人的身体归身体，另外还有所谓灵魂，身体所处的现实世界不如灵魂所处的理性世界真实。中世纪的基督教教义也把人的肉体与灵魂截然划分为二。文艺复兴之后，法国著名哲学家兼科学家勒内·笛卡儿（René Descartes）仍然主张心物二元论，认为现实是由本质上相异的物质（substance）与心（immaterial mind）所共同构成的。这些理论，其实都仅出于想象，无从寻求证据。

潘菲尔德对人类大脑的电刺激，不仅仅是激发简单的动作反应或是体表感觉而已，对颞叶这样的特定区域进行电刺激，还可以激起复杂的情绪感受、有情节的人声影像，甚至整段的回忆。这些岂不都是我们"心灵"的片段？因此，从科学证据来看，心灵与脑更像是一元的。

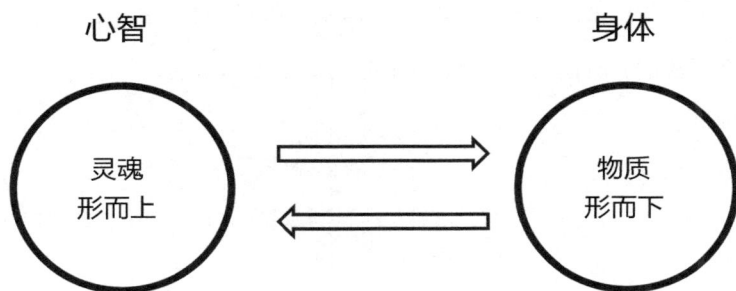

古代哲学与宗教的"心物二元论"。

所谓心灵，并非独存于肉体之外的玄虚主体，而是大脑活动的整体表现。当然，潘菲尔德对脑的电刺激，并不曾让被刺激的人产生什么伟大的文学或音乐作品，或是思想的顿悟。而我们今天已经知道，大脑的最高阶功能皆成就于其各个不同区域之间的复杂交互作用，而非仅靠某个小小的区域，当然也绝非简单的电刺激所能激发。

怀尔德·潘菲尔德医师本人针对自己一生的成就写下过这样的脚注：

> 我是探险家，但是不像我的祖先们，用罗盘与船只去发现未知的陆地，我用一把手术刀与一个小电极，去探索人类的大脑，并绘制它的地图。

没错，就是靠着像潘菲尔德医师这样充满好奇心、勇敢、独立思考的探险家披荆斩棘，画出一幅幅脑科学的广大世界的地图，我们今天才能循着他们的道路前进再前进，继续探索前人不曾去过的新境域。

# 额叶传奇

脑是人们灵魂的所在，
前额叶正是这灵魂的君王。

# 名留史册的工业安全事故

　　一八四八年九月十三日早晨，当二十五岁的爆破工人菲尼亚斯·盖吉走出家门准备去工作时，他绝对没有想到自己即将成为神经科学史上不朽的人物。如果事先知道，他一定会马上躺回床上睡大觉，拒绝这个殊荣。然而命运的安排通常不理会个人的意愿。

　　当天下午四点多，铁路修建的工地上准备要爆破一块岩石，当时菲尼亚斯·盖吉正转头跟同伴说话，脸遥遥对着那个爆破孔。突然，火药被意外点燃，原本插在岩石爆破孔中那根直径 3 厘米、长度 1 米多、重达 6 千克的铁条受到爆炸力推挤，像飞弹一样，射向盖吉的左脸。

　　铁条直穿过他的左脸颊，进入左眼后方，继续穿透大脑，接着射穿左前额处的颅骨，余势不衰，带着盖吉的血浆及脑浆，喷射到二十多米远处才着地。当时谁都不知道，这起严重的工业安全事故真正离奇的地方才开始。

　　菲尼亚斯·盖吉没有死！他在短暂抽搐之后恢复了知觉，被同伴搀扶着走上牛车，一路坐着到达了医生那儿，把那位名为约翰·哈洛 [1] 的乡村医生吓得不

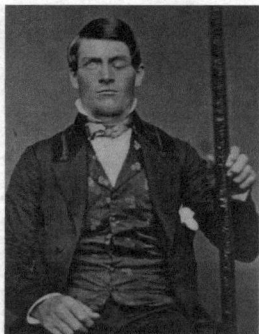

菲尼亚斯·盖吉本人手持着肇事铁条。

---

[1] 约翰·哈洛（John Harlow），1819—1907，美国医师，因诊治并记录菲尼亚斯·盖吉的脑损伤而知名。

轻。哈洛医生看到盖吉头颅上那个大洞溢出血块与脑浆，只能当场帮他做了一些紧急处理。在其后几周，盖吉因为脑部的感染并发症，在鬼门关出入了好几遭，最后居然奇迹般地康复了。

　　盖吉之后又活了十二年，一直到了一八六○年，因为严重的癫痫重积[①]发作而死，那当然也是脑伤的后遗症之一。在这十二年的生命当中，盖吉成为名人，他经常以奇迹生还者的身份四处露脸，迎合观众的好奇心，以赚取一点微薄的收入。不过，当时人们对他的猎奇心态远超过医学研究的兴趣，加上还没有仪器设备可以看到脑的内部，以至到今天为止，我们都还只能间接推测盖吉脑部的实际受伤情况。

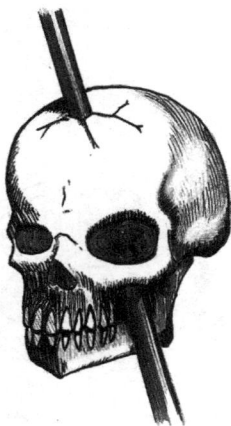

盖吉的头颅被铁条穿过的想象图。

---

① 癫痫重积，指癫痫持续发作超过 5 分钟，或是 5 分钟内癫痫发作超过一次，且在每次发作之间病患没有恢复正常状态。

不过有一点可以确定，盖吉在脑部受伤之后，虽然仍能正常行走、交谈，甚至可以做些简单的工作，但是他的"性格"发生了很大的改变。根据零碎的记载，受伤之前的盖吉是彬彬有礼、尊重别人并且相当精明的人，受伤之后，他却失去了对金钱的概念，变得粗鲁无礼，经常公然发怒，时不时骂几句脏话。因此，他后来无法维持正常的工作，而必须靠着四处展示自己的生存奇迹来谋生。长期治疗并观察盖吉的哈洛医生说："他的理性与动物性之间的平衡似乎坏掉了。"盖吉的朋友们则形容得更精准，他们说："盖吉不再是盖吉了。"

盖吉死后，他的大脑并没有被保留下来，但是他那颗有个大洞的头颅骨和当初肇事的铁条，都一起被保存在哈佛医学院的解剖学

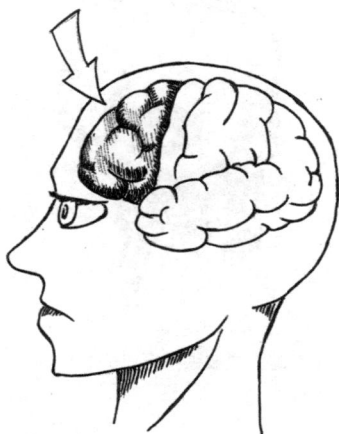

人脑额叶的位置。

博物馆用以长期展示。到了二十世纪末、二十一世纪初，由于神经影像学技术的发展，有几位神经学家和神经影像专家利用计算机模型重建当初那根铁条穿过盖吉脑部的行进轨迹，结果证明盖吉脑部受伤的部位是"额叶"。

盖吉那时代的医疗与现代相比，当然天差地远。如果今天的医生像哈洛医生一样遇到盖吉这样的病人，他们会对脑损伤位置和临床表现就都了然于心。

## 谁决定你的人格？

我在几年前照顾过一位脑中风的住院病人，他六十多岁，中风以后手脚力气、行动能力、语言功能都完全没有问题，唯一的差别就是，变得比较迟钝，有点呆，反应慢半拍。每次叫他吃饭、上厕所，或者起来运动一下，都要三催四请才有反应。

有一次在查房时，我问这位病人的太太："他现在的情况以后还有机会进步，但是短时间内可能还会是这样，他回家以后，你照顾起来会不会有什么困扰？"

这位太太有点不好意思地笑着回答："不会啦，其实他以前的脾气很坏，常常骂我、骂家人，自从中风以后，好像换了一个人，脾气变得很好，好相处多了。"

脑部磁共振造影显示，这位病人中风的所在，也正是额叶。

从十六世纪末到十七世纪开始，西方的解剖学者和医师才正确地认识到人类的高等认知功能位于大脑的脑质之中。然而他们还没有把大脑的功能分区的概念，也就是说，他们那时并不知道大脑的区块与区块之间有什么不同。一直到了十八世纪，才有人朝着这个方向思考，并且推测额叶的功能可能很重要。

在前文〈大脑地图〉一章曾提及"颅相学"的发展与理论缺陷，但颅相学的部分想法颇有启发性——既然所有动物的额叶都远远比人类的额叶要小，那么，人类的额叶必然就包含着我们最高等的智慧。

这个推测在后来的许多年间并没有得到重视，当然也没有任何科学证据予以支持。一直到了十九世纪，正是由于菲尼亚斯·盖吉的病例的横空出世，让此后的许许多多的学者重新开始思考额叶的功能。

神经学家莫塞斯·艾伦·史塔尔[1]研究了大量的脑瘤、脓疡、外伤等脑病变患者的资料，发现额叶受损经常会造成病患的注意力、智力降低，还有脾气、性格的改变。捷克精神科医师阿诺德·皮克则发现有一些额叶与颞叶退化的病患，会表现出明显的漠然无反应、判断力及

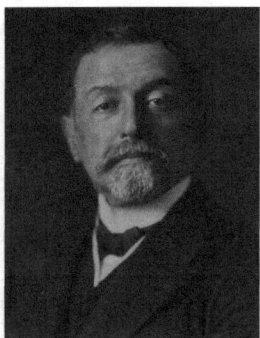

阿诺德·皮克[2]

① 莫塞斯·艾伦·史塔尔（Moses Allen Starr），1854—1932，美国神经学家。
② 阿诺德·皮克（Arnold Pick），1851—1924，捷克精神科医师。

反省能力下降、创造力受损，甚至随便乱穿衣服，出现反社会行为等。皮克当时并不知道，其实他已经发现了一种新的疾病。后来的学者把这种额叶发生退化导致种种行为异常，而后演变成全面失智的疾病，称为"皮克病"（Pick's disease）。

十九世纪到二十世纪之间，观察额叶病变导致行为异常的研究如雨后春笋般出现。其中一个推波助澜的原因，却是战争。在那个期间，第一次和第二次世界大战中，导致了大量的军人额叶受伤。有多位医师学者对这些伤员的行为表现进行研究，共同的结论是，这些受伤战士都表现出思考和推理能力下降，有思考胶着反复、注意力不集中、丧失主动性、情绪变化剧烈等的症状。

大名鼎鼎的苏联神经心理学家亚历山大·鲁利亚[①]在研究了这些伤员及其他各种前额叶病变的患者之后，在他的名著《人类的高等脑皮质功能》（*Higher Cortical Functions in Man*, 1962）中提出，额叶在人脑中的作用是居于最高阶级的"控制者"角色，掌管计划与执行，并且监控着所有心智活动。

至此，人脑的额叶在人类智能上所扮演的角色大致确定。额叶无疑是人类所有高等智能中的君主，也是我们的个性与人格的所在，还是让人类的成就超出其他动物之上的最大功臣。

---

① 亚历山大·鲁利亚（Alexander R. Luria），1902—1977，苏联神经心理学家，奠定了神经心理学的基础。

这一项科学新发现虽然大大拓展了当时医师学者的眼界，但是知识的进步有时也是一把双刃剑，取决于我们有没有善用它。

## 切除额叶成为流行？

葡萄牙神经科医师安东尼奥·埃加斯·莫尼斯[①] 对额叶的作用十分着迷。他认为，既然额叶受伤的患者会有个性与人格的明显改变，那么精神分裂症之类的精神疾病应该就是由于额叶的"不正常神经连结"所导致。进一步说，这些精神病患者一定是有着一些"过度胶着"的额叶神经连结，才导致他们出现了执着与强迫性的人格表现。

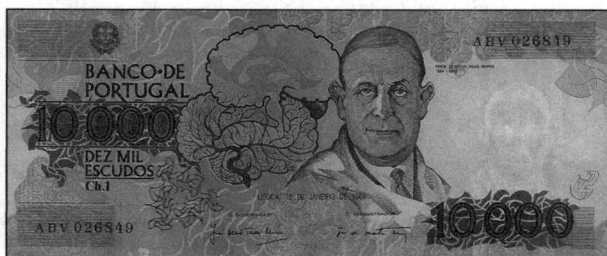

安东尼奥·埃加斯·莫尼斯。他的肖像曾出现在葡萄牙货币上，一旁还标示了其脑科学成就。

[①] 安东尼奥·埃加斯·莫尼斯（António Egas Moniz），1874—1955，葡萄牙神经科医师，于 1949 年获诺贝尔奖。

　　莫尼斯医师并没有等待更充分的科学证据，从二十世纪三十年代就开始把想法应用到了病人的身上，他与同事合作设计出一种脑部手术，用来治疗精神分裂症及其他精神疾患。这个手术称为"额叶切除术"（frontal lobotomy），又称为"脑白质切除术"（leucotomy），方法非常简单：在病人的颅骨两侧钻出小孔，把一支称为"脑白质切断器"的工具从洞中伸入病患脑部，它的开口处有钢丝，医师拉动手柄，钢丝便会凸起，切断那些连结额叶与脑部其他地方的神经纤维。

　　在莫尼斯自己发表的成果中，他声称这种手术相当安全，很少有病人会因此死亡，而且大多数病人的精神病症状有明显改善。显然莫尼斯对自己的成果相当满意，而也因为他的宣扬推广，额叶切除术在当时欧美医界蔚为风潮。

　　美国的沃尔特·弗里曼 [1] 以及詹姆士·华兹 [2] 两位医师，在看到莫尼斯的成果之后非常兴奋，便在美国大力推行，甚至发展出自己的改良方法——手术时用一把榔头，将一支类似冰锥的锥子经由眼球上部，从眼眶中凿入脑内，破坏掉额叶与其他部位的神经连结。这种手术方式比起莫尼斯的方法更为简单快速。直到二十世纪五十年代为止，美国已经有好几万名精神病患者被实施了这种手术。而安东尼奥·埃加斯·莫尼斯本人，也因为他的发明于一九四九年获得诺贝尔生理学或医学奖。

---

[1] 沃尔特·弗里曼（Walter Freeman），1895—1972，美国医师，改良了额叶切除术。

[2] 詹姆士·华兹（James Watts），1904—1994，美国医师，与沃尔特·弗里曼一起在美国推广额叶切除术。

# 如果脑子少了一部分

随着时间的推进和经验的累积，医学和科学的真相总会慢慢浮现，就算一度极受肯定，就算有诺贝尔奖的光环的加持，并不代表就一定是对的。慢慢地，红极一时的额叶切除术开始受到了一些质疑，主要的质疑是："这手术的效果真的有他们所说的那样好吗？"

越来越多人怀疑实施额叶切除术的医师对患者的命运有"报喜不报忧"的情形。人的额叶既然那么重要，那贸然破坏它的连接，难道不需要付出代价吗？医师与科学家进一步调查额叶切除后的患

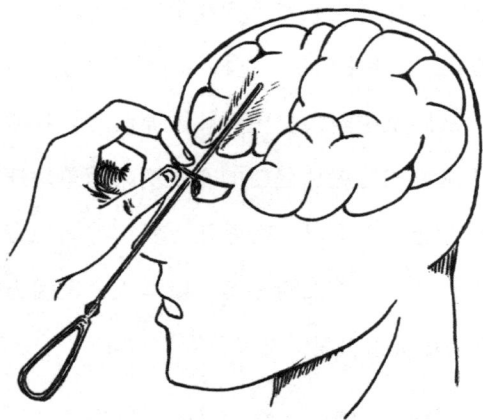

沃尔特·弗里曼与詹姆士·华兹设计了经眼眶的额叶切除术。

者后发现这个手术带来的后遗症并不少。除了死亡，它还可能引起癫痫、大小便失禁、严重智力退化等后遗症。此外，越来越多的医师也发现，额叶切除术会大大改变病人的人格，他们的主动性、执行力，以及对环境的反应都受到了相当程度的损害。

有一位女患者的母亲这样描述："她是我的女儿没错，但她完全变成了另一个人。她只剩下躯体在我身边，灵魂却已经不见了。"霍夫曼（J. L. Hoffman）医师追踪了许多接受过额叶切除术的患者，发表了多篇论文，其中提到了他对这些接受过此手术的病人的观察：

> 这些病人看似不再受到原本精神混乱的困扰，但是他们也几乎不再能感受到任何感情，例如喜悦。他们基本上表现出迟钝、漠然、萎靡不振、缺乏活力，没有任何主观意志。

一言以蔽之，额叶切除术在精神病患者身上所产生的效果，并非改善病情，而是让他们变呆、变钝、变安静、变被动，以至不干扰他人。这样的做法与几百年前把精神病患者关在铁笼或囚室中的做法并无不同，只不过现在关着他们的不再是实体的牢笼，而是心灵的牢笼。一九七五年获得奥斯卡奖的经典电影，由杰克·尼科尔森（Jack Nicholson）主演的《飞越疯人院》（*One Flew Over the Cuckoo's Nest*），就传神地描绘了额叶切除术对人所造成的伤害。

额叶切除术的效果和伦理后来受到医学界严重批判。然而平心而论，回顾额叶切除术的历史背景，是因为当时无法真正有效地治疗精神分裂症等严重的精神疾患，"没有办法中的办法"，额叶切除术这才应运而生。随着二十世纪五十年代第一个真正有效的抗精神病药物"氯丙嗪"（chloropromazine）问世之后，各种真正能帮助精神病患者的新药物陆续出现。用药物来治疗精神病的方法渐成主流，才使得额叶切除术这个因吹捧而风行一时、实则破坏大于建设的手术渐渐式微，终于在七十年代寿终正寝。

为什么同样是额叶受损，有些病患——像菲尼亚斯·盖吉——表现出的症状是不顾他人、暴躁易怒、乱骂脏话，而另外一些病患，像我主治的那位中风病人，还有史上许多额叶切除术的患者，表现出的症状却是呆滞、冷漠、被动、无活力呢？

首先，大家要知道，额叶虽然只是一个解剖位置，但它所包含的神经回路其实很多。其中与人的行为有关的至少有三处，分别位于与前额叶皮质相邻却不同的位置：背外侧前额叶回路（dorsolateral prefrontal circuit）、眼眶前额叶回路（orbitofrontal prefrontal circuit），以及内侧前额叶回路（medial prefrontal circuit）。这三个回路虽然位置接近，但彼此负责的功能不同，因此受到损伤时所表现出的异常当然也就各不相同。

受到伤害、病变或手术破坏的位置如果是背外侧前额叶回路，病人会表现出组织力、创造力、计划力受损，思考胶着，无法思索抽象概念以及注意力不集中的症状。受破坏的如果是眼眶前额叶回路，病人会表现出不安、激动、无法控制冲动、攻击性、欣快感、强迫行为，甚至反社会行为的症状。而受破坏的如果是内侧前额叶回路，病人则会表现出冷漠、被动、不活动、无情绪、无兴趣等症状。

尽管早在三百多年前，人们就已经知道大脑是我们思考感情、一言一动的总来源，但是大脑各个不同位置与构造还掌管着不同特定功能的这个事实，是用不计其数的伤员或病患的不幸换来的。像

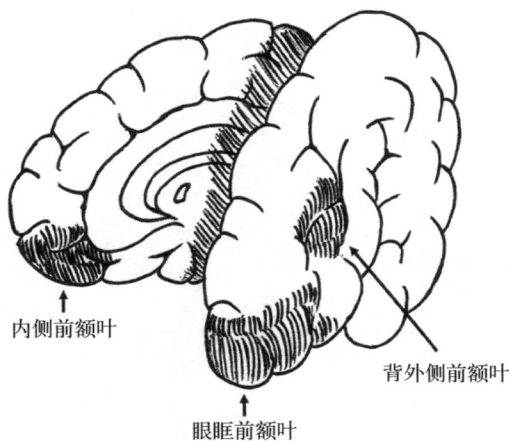

内侧前额叶、眼眶前额叶与背外侧前额叶在大脑中的位置。

菲尼亚斯·盖吉，像第一、第二次世界大战中的伤员战士，像承受了额叶切除术的众多精神病患者，正是借着观察他们，了解他们的不幸，医师和脑科学家才终于知道，如果脑是人们灵魂的所在，则前额叶正是这灵魂的君王。在脑科学与脑医学开疆辟土的漫长征战史上，这些病患都是真正的无名英雄。

# 听大脑说话

心智活动并非仅限于大脑单个区域内的个别动作，
而是借由不同区域的活动互相串连。

语言，对大多数人来说是如此自然，像是呼吸一样，以至我们有时候会忘记，说话并非与生俱来的本能，而是辛苦学习来的技能。唯有在看到因为某些大脑疾病而导致语言的表达或理解出现问题的病患时，我们才会想起，拥有语言这个技能是多么不容易。其实语言也不单单是一种技能而已，人类的整个智能架构，都跟语言息息相关。我们理解他人的意思，表达自己的想法，甚至在自己脑内进行奇思妙想、逻辑推理等，无一不是建立在语言的基础之上。那么，语言是从大脑的什么地方、怎么产生出来的呢？而语言功能有缺损的病患又是因为大脑出了什么问题呢？

## 一个病人的启示

语言对人的生活实在太过重要，当任何人罹患了损伤到语言的病症时，都一定很引人注目，难免有许多这类的案例会被记载下来。所以从古埃及与古希腊的文献中开始，就可以看到许多语言障碍的患者记录，包括脑中风、癫痫，或其他种种疾病导致病人不能说话的案例。这些记录的详实程度，有时足以让今天的神经科医师准确判断出那些古代的患者得的是哪类的语言障碍。可是，直到十八世纪，还没有人把语言当成一类独立的智能来看待。这主要是因为，之前的医学家或哲学家倾向于把人的智能表现当成一个整体来看，还不太有"把智能再区分为次功能"与"把智能的次功能在

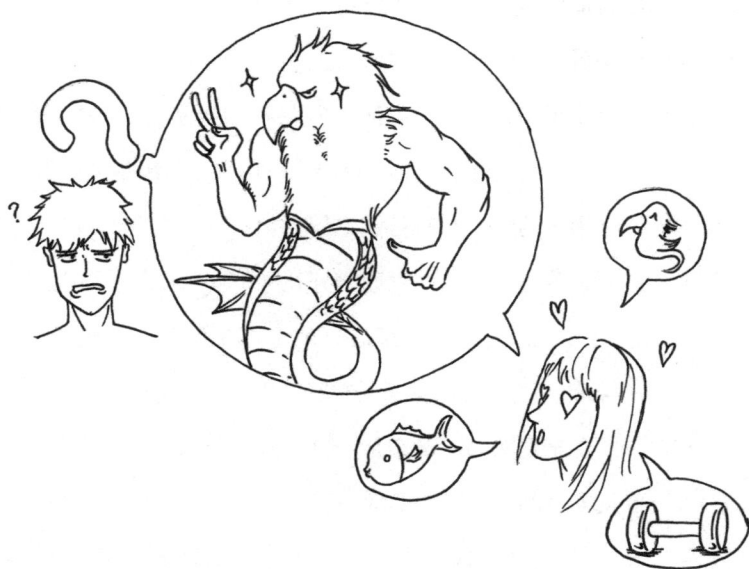

人类的有效沟通，建立在双方健全的语言功能基础之上。

脑内分区"的概念。

直到颅相学出现，改变了这个情况。虽然颅相学本身谬误百出，但是它所提倡的功能分区看法极有见地，蔚为风潮。因此，对于十九世纪的法国医师、解剖学家兼人类学家皮埃尔·保罗·布罗卡来说，各种不同的智能应该分别位于大脑的不同位置，已经是再自然也不过的观念。

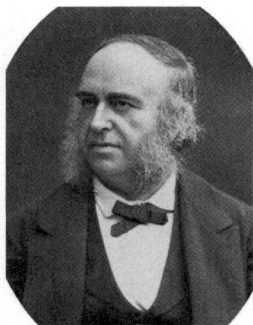

皮埃尔·保罗·布罗卡[1]

布罗卡是不世出的奇才。古往今来许多有学问的人，其学问都是从苦学而来，任何资质中等的人只要肯下功夫，付出足够的努力，不论对哪一种困难的学术都有可能掌握到相当程度，在专业领域出人头地。然而，若是有人能同时通晓好几种不同的学问，并且在每一个领域都很杰出，就很难只用后天的努力来解释，必须还要以"他本就是早慧的天才"方说得通，布罗卡无疑就是这样的人。

布罗卡的父亲是医师，母亲是受过良好教育的牧师之女。小布罗卡十六岁从家乡的学校毕业，取得学士学位，十七岁进入巴黎的医学院就读，二十岁便毕业了。毕业后，他遍访名师进修，二十五岁时获得医学博士学位，而后一直活跃在临床医学界与学术界，四十四岁时成为巴黎大学医学院的教授。

---

[1] 皮埃尔·保罗·布罗卡（Pierre Paul Broca），1824—1880，法国医师、解剖学家兼人类学家，发现了语言中枢的重要部分"布罗卡区"，并命名了"边缘叶"。

除了身为天才型医师之外，布罗卡还是相当有成就的人类学家。差不多就在取得医学博士学位的同时，布罗卡与一些具有自由思想的同好创立了前卫社团，宣扬当时尚被视为"异端"的查理·罗伯特·达尔文[①]的学说。布罗卡的理性无神论立场鲜明，他曾经说过一句名言："我宁愿自己是变形过的猿猴，也不愿当亚当的退化子孙。"（I would rather be a transformed ape than a degenerate son of Adam.）这一点让他与当时的教会，甚至与自己的保守家庭冲突不断。

布罗卡对此毫不在乎，因为他明白，任何敢于直视真相并揭示真相的科学家的所言所思必定会与基督教教义产生矛盾，所以他跟教会的冲突是不可避免的。越来越多的好心朋友担心布罗卡会因而吃大亏，所以规劝他还是不要太公然挑战教会。布罗卡对此的回应则是在一八五九年创立了巴黎人类学学会（Society of Anthropology of Paris），而后在一八七二年创办了《人类学评议期刊》（Revue d'anthropologie），一八七六年创立了人类学研究所（Institute of Anthropology）。在这些舞台上，布罗卡与同好们可以避开教会的监督，自由自在地研究与讨论重要的人类学课题。法国教会对此显然并不开心，他们一直想要压制人类学的发展，甚至还试图禁止人类学研究所的所有教学活动。

---

① 查理·罗伯特·达尔文（Charles Robert Darwin），1809—1882，英国自然学家、地质学家兼生物学家，为现代演化论的开山鼻祖。

身兼医师与人类学家的布罗卡对大脑的热情远远超过一般医师。从他对人类与动物大脑的大量研究和所发表的论文方向来看，布罗卡对大脑的认识与兴趣显然不止于对个别病患的诊断目的。他继承了达尔文的演化学说，从漫长的动物演化史角度，寻找不同物种之间大脑的共通点与相异点，试图说明我们的大脑是如何从原始物种走到现在这一步的。而作为学识与经验俱佳的临床医师，布罗卡又比一般人类学家多了一大优势，就是他有机会实际观察到大脑的病变会如何影响人。

一八六一年，三十七岁的布罗卡医师在医院照顾名叫路易斯·维克多·勒伯涅（Louis Victor Leborgne）的病人。布罗卡与勒伯涅这一次相遇，从此改变了脑科学的面貌。

勒伯涅自小就患有癫痫症，从三十岁开始变得不会讲话，到了四十岁，他的右侧手脚越来越没力，但还能做些小手工维持生计，可是右手和右脚的病情持续恶化，使得他在四年后完全没办法活动，只好住进了巴黎的疗养院。除了不能讲话及右侧偏瘫之外，勒伯涅的健康良好，智力也完全正常。由于不管别人问他任何问题，他都只会回答"谭，谭"（Tan, Tan），以至时间久了之后，所有人都开始用"谭"这个绰号来称呼他，反而忘了勒伯涅这个本名。虽然他自己只能说出"谭"这个字，但是他能够正确理解别人说的所有话，并且用手势表达自己的想法。勒伯涅的脾气不好，若是对方一直看不懂他的手势，他就会很生气，偶尔会蹦出一句"天杀的！"，但总是只有这一句。

一八六一年四月十一日，勒伯涅因为右腿的蜂窝组织炎被转送到了布罗卡所在的医院。布罗卡为他做了详细的神经学检查，发现他右边偏瘫，不能说话，但几乎可以正确理解别人所说的每一句话，并且用左手做手势来回答。不幸的是，就在短短六天之后的四月十七日，勒伯涅死了。我们不该怪罪其主治医师布罗卡的医术不佳，毕竟在没有抗生素的时代，无法有效治疗细菌感染，所以当时的人因为蜂窝组织炎恶化导致患败血症而死并不稀奇。

勒伯涅死亡的当天，他的尸体被进行了解剖，而在次日，布罗卡就在人类学学会的会议上向其他科学家展示了勒伯涅的大脑。这个具有历史意义的大脑后来被保存在皮埃尔和玛丽·居里大学（Pierre and Marie Curie University）医学院的迪皮特朗博物馆（Dupuytren Museum）中，直到今天。

勒伯涅的大脑在左大脑半球的表面有处鸡蛋大小的凹陷，其下的脑质有明显的软化病变。界线虽不清楚，但受损最严重的部分，是左额叶，准确说来是左额叶的"第三脑回"。布罗卡本人并不确定这个病变到底是因何而产生，但他认为那一定是"某种血管相关的病因"。后来有其他学者也提出见解，包括脑中风、神经性梅毒或某种慢性脑炎等。由于勒伯涅的症状并非突然发生，而是逐年恶化，因此不太像脑中风，神经性梅毒或慢性脑炎似乎是比较好的解释。

　　布罗卡发表了关于" 谭"的病例后，在法国的科学界掀起了很大的风潮，因为当时的学者分成两派，正激烈争论着大脑到底应该是"整体作用"，还是"分区作用"，布罗卡的发现——用他自己的话来说："我们是用左脑来说话的。"——无疑为主张功能分区的学派提供了前所未有的坚实论证依据。

　　其后几年间，布罗卡又收集到二十多个类似勒伯涅那样"听得懂话但讲不出来"的患者，而在他们的左额叶的第三脑回，也都可以看到某种病变。于是他在一八六五年发表了一篇著名的论文，确立了左额叶的第三脑回为"发出语言的位置"。自此以后，这个位置就被称为"布罗卡区"，而这种语言的障碍就被称为"布罗卡失语症"，被写入所有讨论语言障碍的神经学著作中，一直应用到今天。

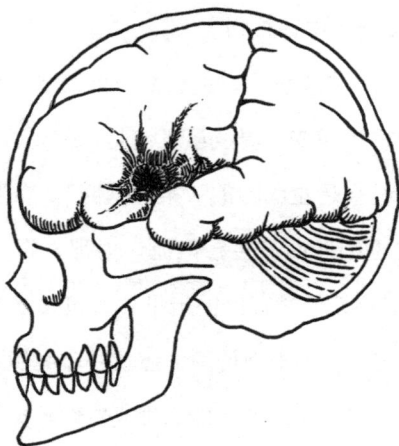

路易斯·维克多·勒伯涅（谭）的左大脑病变位置。

# 讲话哪有这么容易

　　身为思考缜密的科学家，布罗卡在讨论他自己的划时代发现时显得相当谨慎。他说，绝大多数的人都惯用右手，因此大多数人的左脑比右脑发达，他们用左脑来掌管语言自然就顺理成章，但既然有少数人是左撇子，那想必也有少数人的语言功能是由右脑负责。再者，布罗卡认为并非全部的语言功能都来自左脑的布罗卡区，而是只有语言的"发出"功能来自这里，因为这些左脑有病变的病人虽然自己说不出话，但似乎都能理解别人所说的话，显然，语言的"整体能力"应该不局限在左脑，很有可能牵涉到右脑或两边大脑。

　　时代略晚于布罗卡的德国医师、解剖学家兼神经病理学家卡尔·韦尼克，也活跃在精神医学与神经医学的学术舞台。韦尼克出道的时候，布罗卡学说以及失语症的研究已经是神经科学的显学，所以他深受布罗卡的影响。然而，韦尼克的个人学习背景促使他采取了与布罗卡不同的角度来思索语言功能的问题。

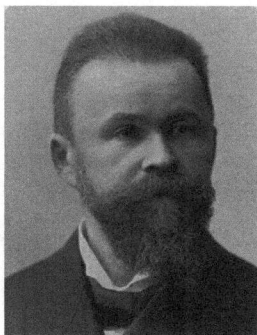

卡尔·韦尼克[1]

---

[1]　卡尔·韦尼克（Carl Wernicke），1848—1905，德国医师、解剖学家兼神经病理学家，对失语症有深入研究。

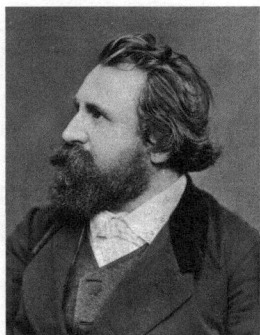

狄奥多·梅涅特①

韦尼克曾经在维也纳师从德国 – 奥地利的精神科医师、神经病理学家兼解剖学家狄奥多·梅涅特。梅涅特主要的研究内容与学术看法在于脑皮质神经元的结构排列，尤其是神经元与神经元之间的"功能链接"。他认为脑的某个区域的神经元活动会透过神经纤维传达到其他区域，引起像涟漪一样的连锁反应。我们的心智活动并非仅限于大脑一区一区的个别活动，而应该是借由不同区域的活动互相串联起来。

韦尼克研究了许多失语症的病人，所以对布罗卡的看法提出了意见。他发现，虽然许多语言有问题的病人在布罗卡区确实有病变，但是也有一些病人的布罗卡区是好好的。此外，虽然有不少失语症病人的临床症状与布罗卡的描述很类似，却也有一些病人的症状与之大不相同。

韦尼克从功能链接的角度出发，在一八七四年提出了自己的看法。他认为，包括语言在内的心智活动是以大脑中一个一个的"记忆印象"（memory image）为组件，彼此交互作用而产生。人们自小学习说话，所习得的"声音印象"（sound image）储存在大

---

① 狄奥多·梅涅特（Theodor Meynert），1833—1892，德裔奥地利籍神经病理学家和解剖学家，门下人才济济，知名的西格蒙德·弗洛伊德（Sigmund Freud）便是其学生。

脑颞叶中，而"动作印象"（motor image）则储存在布罗卡提出的左额叶第三脑回。我们在正常说话时，必须把颞叶的声音印象通过神经纤维传送到布罗卡区，激发起那儿的动作印象，然后再通过神经纤维传送到脑干，控制发声构造的肌肉进行动作，这才构成整个语言回路。

因此，韦尼克把负责语言的脑区扩大到包含额叶与颞叶，并且把失语症分为三类：第一类的病变在左侧颞上回，病人的"声音印象"坏掉了，但额叶的"动作印象"是好的，所以病人虽听不懂话，但说话很流利，只是说出来的话因为失去了"声音印象"的自我监测，所以变成胡言乱语；第二类是颞叶的"声音印象"与额叶的"动作印象"都是健全的，但两者之间的连结纤维坏掉了，此时病人理解语言和流利说话都没有问题，但因为自我监测坏掉了，所以会不自觉地选择一些错误的字眼；第三类就是著名的布罗卡失语症，只有额叶的"动作印象"坏掉了，所以病人说不出话但听得懂。

被韦尼克列为第一类的"听不懂话但说得很流利，会乱讲"的失语症，从此也就套上了韦尼克的名字，被称为"韦尼克失语症"，左侧颞上回的位置也就被称为"韦尼克区"，同样被写入了所有讨论语言障碍的神经学著作中，一直应用到今天。

# 布罗卡与韦尼克的局限

布罗卡与韦尼克的发现与理论为大脑的语言功能创建了相当合理并且好用的模型，让之后的医师、神经科学家以及语言学家有所遵循。然而，同所有其他科学的伟大发现一样，随着时间的前进，他们的发现和理论必然受到越来越多的检验。由于科技的日益进步，病例的病变位置定位越来越精确，布罗卡和韦尼克的定位也就免不了不断被拿出来重新审视。

首先，人们发现典型布罗卡失语症的病人的脑部病变区域经常超出了布罗卡区的范围，甚至仔细检视布罗卡最出名的首例病人"谭"的那颗还保留在迪皮特朗博物馆的大脑时，同样发现其病变区域也超出布罗卡所描述的范围。其次，布罗卡与韦尼克对病人的检查方法并没有特别精确详细——经常没有包括正规的语言测试，或只是根据旁人转述的症状进行判断，这样一来，他们对语言功能的定位就会流于粗略，无法符合现代神经科学的精确要求。

此外，大量新病人的数据显示，典型布罗卡失语症或韦尼克失语症的病人，病变位置未必就在布罗卡区或韦尼克区，反之亦然。如果把布罗卡与韦尼克的语言功能定位当成"定律"，那临床表现与病变位置的关系不符合定律的"例外"情况会比符合定律的"常态"情况还要多。换句话说，布罗卡与韦尼克原创性的发现与理论虽然把语言的功能成功定位到了左边的大脑，并且可以解释许多病人的失语症状，但若是想凭着他们的分区来进行更精确的定位，或是解读大脑的哪个位置负责哪种语言功能，就经常会碰壁。

这个情况促使二十世纪一些学者开始以更"全貌性"的角度来看待语言的功能，例如英国的神经科医师亨利·海德、德国的神经科医师兼精神科医师寇特·郭德斯坦，以及美国的行为神经科学家诺曼·贾许温德等人。也就是说，语言的执行应该比之前所知的更复杂，其牵涉到的大脑活动可能更为广泛，不能只用狭义的功能分区理论来理解。

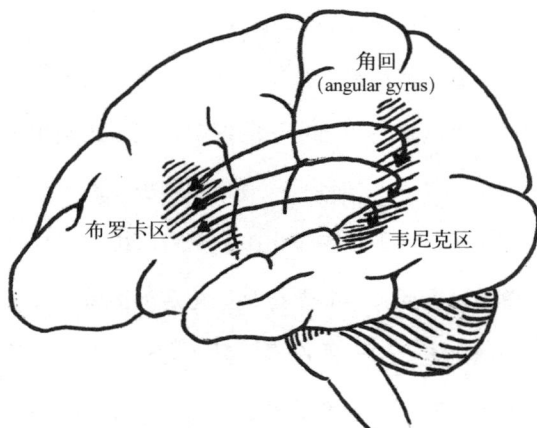

角回
(angular gyrus)

布罗卡区

韦尼克区

韦尼克区与布罗卡区之间的连结合作。

一直到二十世纪的后半叶，脑科学家与医师对人类语言功能的探索与理论脉络，绝大部分还是来自对失语症病例的研究，也就是拿脑病变的位置与语言障碍的形态来互相对照，从而推断脑皮质的哪个位置可能负责哪种语言功能，就像布罗卡与韦尼克所做的那样。但也正是因为发现了许多例外，才让人们开始思索上述方法的局限性。

## 大脑里的生产线

首先，眼睛所能看见的脑病变位置并非总是界限分明，就算病变界限分明，也不能保证它没有损害到其他位置，毕竟不同脑区之间有着大量互相的连接，彼此依存。其次是语言本身的复杂性问题，例如对单字的理解、对句子的理解、能否正确组织语法，甚至对"弦外之音"的心领神会等，每一种功能都可能牵涉到不同的脑回路，而失语症病人所表现出来的语言障碍几乎总是混合而复杂的，并不单纯。因此，若硬要把某些特定脑区域位置与语言这个包罗万象的功能划上一对一的连接，显然会有过度简化的失误。最后，人类的大脑具有很大程度的可塑性，当一部分的脑区域毁损之后，其他脑区域会试图取代它失去的功能，所以我们所看到的脑病变位置未必就反映着它原先所负责的功能。

从二十世纪末到本世纪初，新兴的功能性神经影像学（包括功能性磁共振成像）的发展，让科学家能够实时监测人的脑部活动，这种技术配合种种心智功能的测试方法，令我们对脑的功能有了超乎以往的认识。以语言功能来说，新科技让我们有机会看到正常人在执行特定的语言功能时，脑部正在发生什么事。

科学家就此所得到的新发现有一部分印证了前贤的想法，例如，任何语言的功能都是左脑为主的活动。换言之，"我们用左脑来说话"这句话，从布罗卡开始就是正确的。然而，进一步细看左脑的这些活动时，却发现了一些前人所不知道的事实——语言功能并不像之前从布罗卡与韦尼克的研究所推断的"只分为表达与理解，前面的额叶负责表达，后面的颞叶负责理解"那样单纯。

功能性磁共振成像的研究显示，语言所动用到的脑区相当广泛，远远超过了布罗卡区与韦尼克区的范围，甚至超出了大脑皮质，还包括大脑深处的基底核，甚至小脑。所以，若把复杂的语言功能细分成比较单纯的"次功能"来测试，就会发现每一种次功能都是由一组特定的脑回路来负责。比方说，"句法""语音"与"句子理解"这三种不同的测试，便会分别带动不同的脑区块链，光是"句法"这个运作，就是由左侧的"外前运动区皮质"（lateral premotor cortex）和"额下回岛盖部"（opercular part of inferior frontal gyrus）协力完成的。其他次功能，也都各自会带动不同位置与性质的脑区块链。

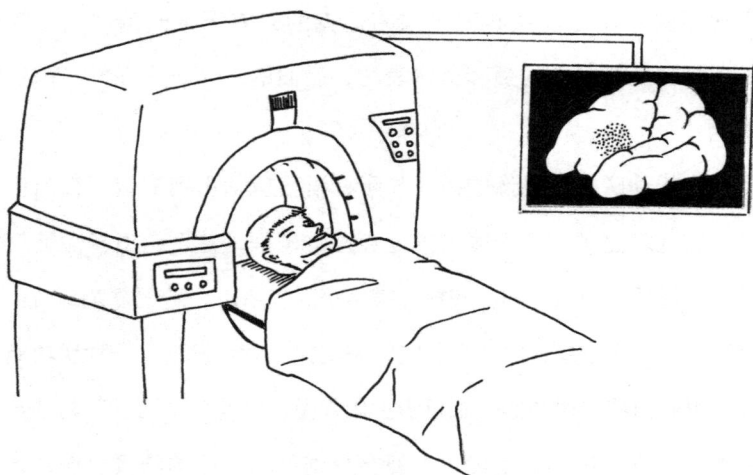

功能性磁共振成像让科学家实时看见人在说话时大脑的活动。

从人们多年来针对语言进行的脑科学研究就可以看出大脑的世界是多么神奇，像"说话"这样看似简单直观的事，其实仍非常难以理解。就算是掌握了最新科技的当代脑科学家，目前对于人类语言的神秘依然只能稍窥堂奥，离升堂入室仍有距离。其根本的原因还是在于语言本身的复杂性，和它所牵涉到脑活动的广泛性。但就目前拥有的有限科学事实来说，我们也许可以简单理解如下：把语言比喻为一个精密的机器——例如手表，大脑是生产这只手表的工厂，针对这只手表里的每一个齿轮、每一根弹簧、每一颗螺丝，工厂里都有独立的生产线来负责，这些精密的零件被一一无误地制造出来之后，还需要另外的生产线把它们完美组装到一起。

我们目前大概可以掌握到这个工厂的庞大与复杂程度，但对于它里面的每一条生产线，甚至生产线中的每一个环节仍然所知有限。所以，当看到完美无瑕的手表时，我们大概可以推测这个工厂的每个部分都没有问题；但当看到有瑕疵的手表时，我们也许只能搔搔头，搞不太清楚生产过程中的哪条或哪几条生产线出了问题，除非这个瑕疵非常典型与单纯，一望而知该要怪罪谁。

像布罗卡与韦尼克，以及其他许多投入脑的语言功能研究的早期科学家，他们最大的贡献与最厉害的地方，就是他们与同时代的大部分人不同，并没有把人的语言功能视为理所当然的"神的恩赐"，而是在看着语言这款精密的手表时，率先想到它后面必然存在着庞大且复杂的工厂，甚至在看到某些手表的瑕疵时，能够推想出其背后的生产线运作方式。

后继的科学家站在这些巨人的肩膀上走上了正确的道路，才促成脑科学不断进步。人们对于大脑产生语言方式的推论，从十八世纪之前的"浑然一体，无迹可循"，经过十九世纪到二十世纪的"分区负责，泾渭分明"，一直到今天的"多方协作，配合无间"，走了相当长的路，也获得了非常大的成就，想必今后会有更多、更有趣，也更逼近于真相的新发现继续出现。

# 自我的证明——记忆

————

大脑才是我们的本体，

而我们用记忆来定义自己。

希腊神话中的阴界，有一条厉可河（Lethe），每一个到此的灵魂喝了这河里的水，就会马上失去自己一生的记忆。无独有偶，中国传说中的阴间，也有一条这样的河，差别只在于河边还有孟婆，为到此的灵魂亲切地奉上孟婆汤。灵魂喝了孟婆汤，也是会马上失去自己一生的记忆。所以，不管中西方，失去记忆都象征着与过去诀别。

我们用记忆来定义我们自己。仔细想想，人生一切俱是身外之物，只有记忆属于自己。西方自古以来的哲学家中，有许多位都把"记忆"与"自我"当成同一件事。也就是说，我们的自我完全由我们的记忆来界定，"自己记得什么"几乎就等同于"自己是谁"，不是吗？记忆的重要性不言而喻。然而，同对其他许多重要的事物都一知半解一样，人们对记忆这件事的探索也起步得相当晚。

## 重新发现"记忆"

医学之父希波克拉底早就观察到，头部受到重击的病人会丧失记忆，所以他正确地判断出人的智能所在应该是大脑，但这个灼见很快就被人忘记，没有成为西方思想的主流。其后的大哲学家亚里士多德就误把智能的位置放在了心脏，且对记忆谈不上有真正的认识，对它也没有发表过什么见解。连对西方医学影响巨大的罗马盖伦医师，在他的大批医学著作之中，也完全没有讨论任何有关记忆的事。

为什么像记忆这样重要的东西，会被古代的医学家忽略呢？也许是因为它看不见，摸不着，人人有体验，却没人能掌握。所以从古希腊、古罗马开始，一直到整个欧洲中世纪结束，记忆都只是哲学家与文学家思索清谈的题材，没有受到医学界过多的关注。

一直到了文艺复兴时期，人们才把记忆当成独立的智能来看待。由于当时的医学界大多认为智能位在大脑的脑室之中，所以记忆这一项智能的位置也就被定位到了最后面的那个脑室里面。到了十七世纪，英国的汤玛士·威利斯医师总算把记忆正确放到了它该在的地方——大脑皮质。尽管如此，在其后的一百多年间，医学界对记忆的本质及失忆的病症还是少有提及。

从十九世纪开始，医学界终于注意到记忆的奥妙。主要的原因是当时出现了许多奇特的遗忘症病例，这些病例被一些细心的医师仔细观察并且详细记录了下来。这些病例的症状细节非常奇妙，吸引了大众的注意，促使人们开始思考记忆在人类智能中的独特地位。

英国御医班杰明·布洛迪爵士①观察了许多因头部受伤而暂时失忆的患者，详细记录他们的记忆损伤症状。布洛迪发现，头受伤后的记忆丧失可以分为两类：第一类是伤者忘掉了头受伤那一瞬间之后的某段时间内所发生的任何事，第二类则是伤者忘掉了头受伤那一瞬间之前的某段时间内所发生的任何事。布洛迪把

---

① 班杰明·布洛迪爵士（Sir Benjamin Brodie），1783—1862，英国生理学家和外科医师，是研究骨骼与关节疾病的先驱。

前者那种受伤之后的记忆空白称为"顺行性遗忘症"（anterograde amnesia），而把后者那种受伤之前的记忆空白称为"逆行性遗忘症"（retrograde amnesia）。这是医学史上首度有人注意到记忆的功能也许不是那么单一，起码可以观察到"新形成的记忆"与"原本已经储存的记忆"两种。

年代比班杰明稍晚一些的英国医师罗勃·邓恩，则可能是医学史上第一位详细描述长期遗忘症患者生活细节的医师。一八四五年，他记录了一位年轻女病患，她因为溺水导致脑缺氧及癫痫。在整整一年里，每一天对她来说都是崭新的一天，因为她完全没有前一天的记忆。但是在这段时间内，她还能学会做衣服，只要有人每天都提醒她前一天做到了哪里就好。这个特异的现象后来被当成确

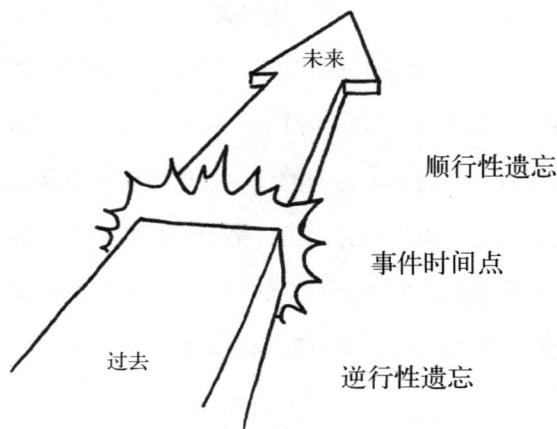

顺行性遗忘症与逆行性遗忘症。

切的医学例证，以此说明记忆的功能不是单一的，"习惯成自然"的长久记忆比起接触新事物的当下记忆，更经得起考验。

同一时期的许多医师与学者也陆续发表了形形色色的失忆症状，并且对记忆功能的特色和生理基础提出了自己的看法。其中最值得注意的是法国的心理学家特阿杜勒·里博。里博虽是心理学家，却相当熟悉临床神经学，他收集整理了种种失忆病患的病情，于一八八二年写成《记忆的疾病》（*Diseases of Memory*）一书，可算是史上对人类的正常记忆与记忆异常提出完整理论见解的第一人。

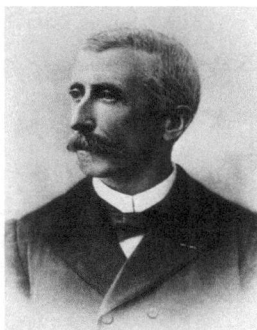

特阿杜勒·里博[1]

里博提出，对近期事物的记忆是最不稳定、最容易被破坏的，因为它没有经过多次的重复与组织，也就是未经巩固；而陈旧的记忆则因为经常被拿出来重复与再组织，所以就要稳定得多。他认为顺行性遗忘症源自"登录"与"储存"功能的损伤，而逆行性遗忘症则是因为已储存记忆的毁坏。他甚至在科学家对脑细胞的作用方式还不是那么清楚的当时，就已经对记忆保存的生理机制提出了自己的推论，认为那应该来自"复杂的脑细胞群的结构改变"。

---

[1] 特阿杜勒·里博（Théodule Ribot），1839—1916，法国心理学家，是法国科学心理学的开创者。

# 记忆有两种

到了二十世纪的前半叶，脑科学家们开始积极寻找记忆在脑中的位置，但起初并不顺利，当时在这个领域的代表性人物是美国的心理学家卡尔·斯宾塞·拉什利 [①]。他在实验室训练了一批老鼠，先让它们产生某种特定的记忆，然后轮流破坏这些老鼠大脑的不同部位，想找出何处损伤会造成该特定记忆的丧失。这个看似很周密、很符合逻辑的实验方法却让他不断碰壁，他一直无法找到负责老鼠此记忆的特定脑部位。结果他只好下了这样的结论：记忆损伤的程度只与大脑受伤区域的大小有关，而与位置无关。

记忆在脑中特定位置的第一个证据，并不来自老鼠实验，而是来自对人类的研究。蒙特利尔神经医学中心的神经外科医师怀尔德·潘菲尔德用切除部分脑皮质的手术方法，治疗了上千名癫痫病患。在手术中，为了正确定位应该切除的部位，潘菲尔德会用微量电流来刺激暴露在外的大脑皮质，诱发病人的动作或者感觉反应。一九三六年，潘菲尔德医师发现在刺激一些病人的颞叶时，会唤起他们早年的记忆，因此他推论人类大脑的颞叶与记忆之间应该有着某种特别的关系。（参见〈大脑地图〉一章）

后来真正为颞叶在记忆上的独特地位提供决定性证据的，是美

---

[①] 卡尔·斯宾塞·拉什利（Karl Spencer Lashley），1890—1958，美国心理学家，对学习和记忆研究有卓著贡献。

国的神经外科医师威廉·比彻·斯科维
尔[1]与神经心理学家布伦达·米尔纳[2]，
还有他们的病人亨利·古斯塔夫·莫莱
森（Henry Gustav Molaison）。

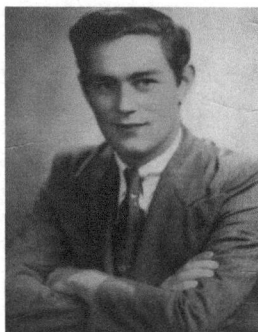

手术前的亨利·古斯塔夫·
莫莱森（H. M.）。

医学文献上，都以 H.M. 这个缩写来
称呼亨利·古斯塔夫·莫莱森这位历史
性的病患。H.M. 从童年起就因为头部受
伤而罹患了顽强型癫痫症，后因为病情
太严重，于二十七岁时接受了斯科维尔医生的脑部手术，切除了两
边的内侧前颞叶。他在接受这个手术时并没有预料到，自己会成为
全医学史上最出名的遗忘症患者。

手术之后，H.M. 的癫痫症虽然得到了控制，但手术也带来了
预料之外的副作用，那就是严重的遗忘症。由于遗忘症太过严重，
H.M. 丧失了独立生活的能力，因此从一九五七年开始，他就一直
在看护中心里生活，同时不断接受科学界对他的研究，直至二〇〇
八年去世为止。当时的主要研究者，就是布伦达·米尔纳。

H.M. 的性格没有改变，智商也没有退步，但是他完全丧失了
形成新的记忆的能力。换句话说，他记得儿时的经历，也记得多年
前生命中发生过的小事，但是他不记得上一餐吃的是什么，甚至是

---

① 威廉·比彻·斯科维尔（William Beecher Scoville），1906—1984，美国神经外科医师。
② 布伦达·米尔纳（Brenda Milner），1918—，英裔加拿大神经心理学家，年届百岁仍参
与研究。

否吃过了也不知道，所以有时候他会再吃一次。医师每一天来检查他时，都必须重新自我介绍一次，因为 H.M. 已经完全不记得自己前一天见过这位医生。他会一遍又一遍地重复看电视上播出的同一部电影，每次都以为自己是第一次看。虽然 H.M. 后来变得非常出名，但名气对他来说是真正的"过眼烟云"，他每次都需要别人重新提醒，才又重新知道自己原来是名人。

H.M. 被切掉的那一块脑颞叶，主要是称为"海马回"（hippocampus）的构造及其周边。"Hippocampus" 由希腊文 hippokampos 而来，hippokampos 是替海神波塞冬（Poseidon）拉车的海怪，前半身像马，后半身像鱼。我们脑中这个海马回，还有在海洋中游来游去的可爱小海马，都是因为形似传说中的海怪而得名。

H.M. 的事件，证明拉什利"记忆损伤的程度只与大脑受伤区域的大小有关，而与位置无关"的理论是错误的，因为确实有某些部位（像颞叶的海马回）跟记忆功能有着非同寻常的关系。海马回对于新记忆的生成具有决定性的影响，人如果像 H.M. 一样没有了海马回，或海马回受到疾病侵袭，就很难形成新的记忆，但之前已经存在的长期记忆则不受影响。所以合理的推论是：巩固过的长期记忆显然应该储存在海马回以外的地方。

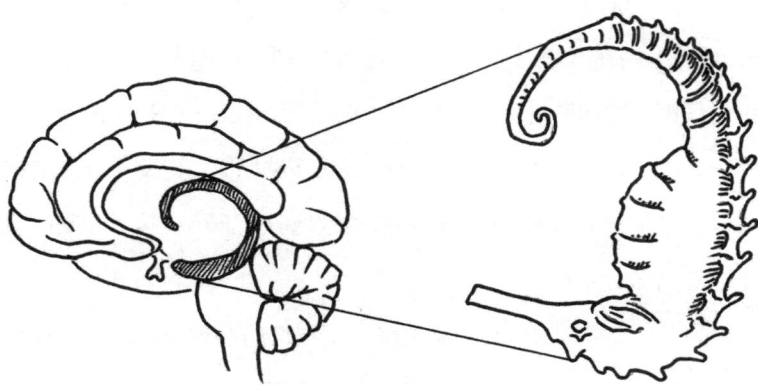

长得像海马的海马回。

米尔纳对 H.M. 的长期研究的贡献不止于此。在长期与 H.M. 相处的过程中，米尔纳与其同事发现了另一件奇妙的事：虽然 H.M. 无法生成新的记忆，但有办法学习新的技巧。她让 H.M. 练习对着镜子画复杂的图形，反复训练之后，H.M. 的画图技巧有了明显进步，但他却否认自己有练习过。这个看似自相矛盾的现象，首次证实了人类的记忆功能至少还可以分出两个记忆系统："外显记忆"（explicit memory）与"内隐记忆"（implicit memory）。

简单来说，外显记忆（又称陈述记忆，declarative memory）在意识层面，说得出来；而内隐记忆（又称非陈述记忆，nondeclarative memory）则在意识之下，说不出但做得到。比如说，我们能记得小时候第一次学骑自行车的过程、爸爸妈妈在旁边保护时的神色与叮咛，或是摔下车时的痛觉，这些都是外显记忆。但骑自行车的技术慢慢进步，很久没骑后仍能不假思索地骑上而不会摔倒，则归功于内隐记忆。

自从米尔纳在 H.M. 的身上确定了记忆的非单一性之后，脑科学家们对记忆的研究进入了新的境界。根据对其他形形色色的遗忘症病患及正常人所做的实验进一步发现，外显记忆系统与内隐记忆系统的自身也不是功能单一的，还可以细分出它们自己的亚系统，并且分别牵涉到大脑中不同的构造位置。

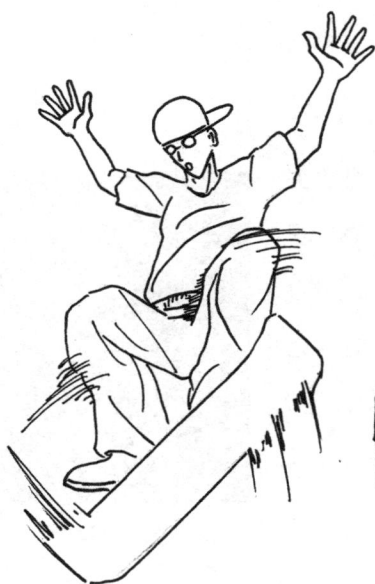
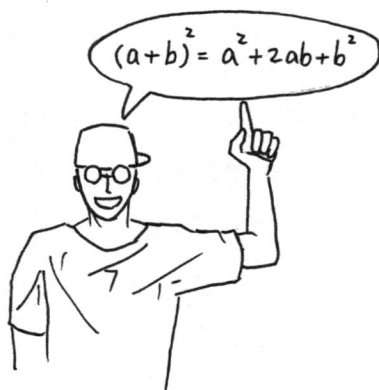

非陈述记忆　　　　　　　　陈述记忆

非陈述记忆与陈述记忆。

借着对人类病例的深入研究，科学家对于记忆的特质已经有了比以前清楚得多的了解，然而仍有更根本的问题尚待解决，就是记忆到底是如何生成的？它是经过脑子的什么变化而产生？要初步回答这些问题，科学家无法在人类身上得到客观的数据，所以必须要回头做动物实验。

## 海蛞蝓的记忆训练

针对记忆的动物实验，犹太裔的美国医师暨神经科学家埃里克·坎德尔获得了非凡成果。坎德尔在童年时，因为犹太人的身份，家庭遭到迫害，造成他一辈子的创伤记忆。他认为自己之所以对记忆的本质会产生这么强烈的研究兴趣，正源于在维也纳时的这段童年的心理创伤。他尤其经常思考：为什么像德国人这样在音乐、艺术等各方面都非常优秀的民族，却可以对其他民族做出如此凶残的暴行？寻求这个答案的强烈欲望驱使他走上了精神医学与脑科学研究的道路，这征程长达一辈子。

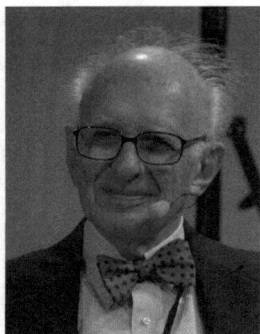

埃里克·坎德尔[1]

---

[1] 埃里克·埃德尔（Eric Richard Kandel），1929—，犹太裔美国医师暨神经科学家，于2000年获诺贝尔奖。

　　坎德尔对米尔纳在 H.M. 身上的发现相当着迷，所以他早期的研究都集中在动物脑海马回的电位变化，并且取得了很大的成就。但是他很快就发现，海马回的构造太复杂，而记忆的奥秘绝对无法用海马回中单一神经元的电位变化来解开。他认为记忆的生成一定跟神经细胞之间的"连结"有关，而想要找到这个关系，太复杂的脑构造反而是不利的因素，所以他就把脑筋动到了神经构造特别简单的海洋动物——海蛞蝓的身上。坎德尔采用的是比较大型的海蛞蝓，称为海兔（Aplysia）。

　　海蛞蝓是坎德尔的完美实验动物，因为它的中枢神经系统非常简单，只有两万个左右的神经元，并且每一个神经元的尺寸都很大，所以连同它们彼此之间的连接方式在显微镜下都可以看得清清楚楚。最妙的是，虽然神经系统构造简单，但海蛞蝓仍然可以经由训练学习而产生新的记忆。

　　坎德尔对海蛞蝓的训练分成三种：

　　一、轻触海蛞蝓的虹吸管。这个无害的刺激，一开始会让海蛞蝓的鳃产生敏感而剧烈收缩，然而在反复几次刺激后，海蛞蝓"学"到了这个刺激是无害的，它的收缩反应就变得越来越小，这叫作"习惯化"（habituation）。

　　二、用电极刺激海蛞蝓的尾部。这种不舒服的刺激也会让海蛞蝓的鳃收缩，在反复几次刺激后，海蛞蝓"学"到了这个刺激是有害的，它的收缩反应就变得越来越大，这叫作"敏感化"（sensitization）。

三、轻触海蛞蝓的虹吸管并且同时用电极刺激海蛞蝓的尾部。它的鳃当然会因此剧烈收缩，在反复几次刺激后，停止用电极刺激尾部，只轻触它的虹吸管，结果这个原本无害的刺激却让海蛞蝓"联想"到了尾部的刺激，从而产生了一样剧烈的收缩，这叫作"经典条件反射"（classical conditioning）——类似于鼎鼎大名的巴甫洛夫[①]对狗所做实验的发现。

海蛞蝓在受过这三种训练之后，产生了之前并不存在的新行为，这显示训练确实能形成新记忆。有趣的是，这种记忆生成后的持续时间与训练时所受到的刺激强度与次数相关：比较低强度、少次数的刺激，只能产生数分钟的短期记忆；而比较高强度、多次数的反复刺激，则可以制造出长达数周的长期记忆——这和人类的短期与长期记忆的形成方式很类似。

在坎德尔与其团队对海蛞蝓学习和记忆的研究中，最重要的是发现了短期记忆和长期记忆的发生地点，都是在海蛞蝓的鳃收缩反射路径中的神经元突触，也就是神经元与神经元之间互相接触、借着神经传导物质来传递信息的所在。进一步研究后发现，"习惯化"的产生，是由于突触的神经电位渐减；而"敏感化"与"经典条件反射"的发生，则是由于突触的神经电位增加。至于较强和较久的刺激所形成的长期记忆，就远不止电位变化那么简单。较强和较久

---

[①] 伊凡·巴甫洛夫（Ivan Petrovich Pavlov），1849—1936，苏联生理学家、心理学家、医师，以研究经典条件反射而知名，于 1904 年获诺贝尔奖。

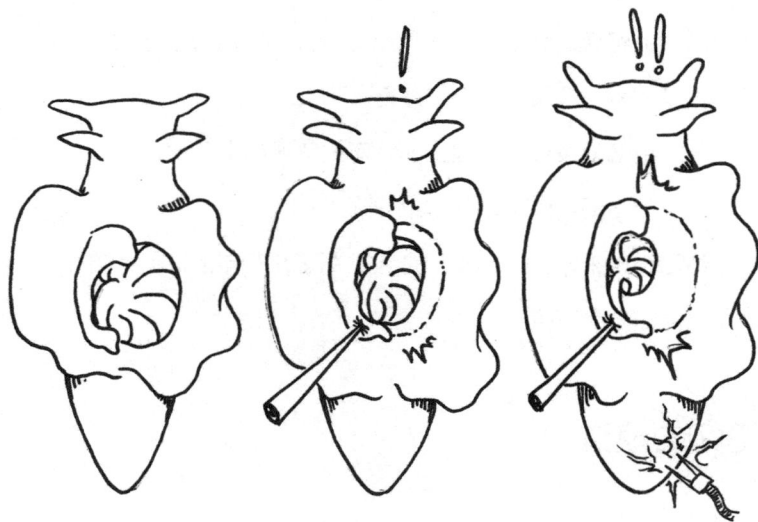

海蛞蝓经由"学习"学会了过激的鳃收缩反应，
埃里克·坎德尔借此找到脑中发生记忆的所在。

的刺激会影响神经元的细胞核合成新的蛋白质，导致突触的形状和功能发生改变，也就是所谓"突触可塑性"（synaptic plasticity）。

坎德尔的研究首次在神经细胞与分子的层面为神秘的记忆功能提供了生理的解释。他从二十世纪六十年代就开始进行这方面的研究，此后孜孜不倦，一直延伸到更高等的动物。他的成果成为此后脑科学家们对动物甚至人类进行记忆研究的基石，也因此坎德尔在二〇〇〇年获得了诺贝尔生理学或医学奖。

二十世纪后半叶至二十一世纪初，科学家们对记忆的研究就是建立在以下两个认知基础上来进行：

一、记忆的痕迹是物理上的，而非"形而上"的；

二、记忆的痕迹可以在脑中看到。

结论说起来轻松，其实却是人类花了几千年的时间才终于踏上这条正确的研究道路。


## 记忆的痕迹


目前还很难从复杂的人脑上看清记忆在神经细胞与分子层次的奥秘的全貌，然而大量的动物实验，尤其是用新一代科技在老鼠身上所进行的实验，已经大大拓展了我们对记忆真相的认知。目前的种种实验证据显示，"记忆痕迹"（engram）的概念可能正是解开记忆之谜的钥匙。

所谓"记忆痕迹"，即某项特定的记忆就由某群特定脑细胞的变化来负责。

现代的科学技术有时如同科幻想象一般惊人。科学家们已经有能力随意"开""关""修改"老鼠脑中任何一群神经细胞的活动，然后依据老鼠学习某种行为的表现，精确辨认其中特定的记忆各是由哪些神经细胞的何种变化所产生。

这方面研究的主要突破性发现如下：

一、老鼠在学习新技巧时，只有特定的一群神经细胞会激活。日后如果用外力去刺激这些细胞，这项记忆就会被诱发出来；若是用外力去抑制这些细胞，这项记忆则会暂时丧失；但如果把这些细胞破坏掉，老鼠的这项记忆将会永久消失。换句话说，只要这些细胞没死，总有办法通过一些刺激唤回这项记忆。

二、老鼠新记忆的形成仰赖于新蛋白质的生成，和细胞间突触连结的生长与强化。一旦用外力阻挡这些蛋白质生成或突触强化，新记忆就没有办法形成。

三、得了早期阿尔茨海默病的老鼠，突触的强度及数目都会减低而造成失忆。然而，若是直接刺激相对应的记忆痕迹，此记忆又会浮现出来——暗示它只是暂时不能活化，却可以透过外力来"唤醒"。

从过去对记忆的浪漫想象以及胡乱猜测，发展到今天记忆的奥秘初露曙光，人们已经走了相当远的路，并且以后将会有更长的路要走。为什么对记忆的了解如此重要？我想主要是基于人类对于"自我"的好奇。如同福尔摩斯对华生所说："我就是一个脑，华生，我的其他部分都只不过是脑的附属品而已。"（I am a brain, Watson. The rest of me is a mere appendix.）大脑才是我们的本体，而我们用记忆来定义自己。

其次，人类的寿命日趋延长，无可避免会伴随着记忆的逐渐衰退，而记忆的衰退，不啻为自我的慢慢消失。现今人类对记忆本质的科学了解不断成长，所以极有可能在不久的将来终能找到记忆衰退的解决之道，让人能更长远地保有独一无二的自我。

# 看见与看懂

———

视觉认知分两个层次：
一个是知觉（形态），另一个是联想（意义）。

西泽大帝说："我来，我见，我征服。"（ Veni， Vidi， Vici. ）苏东坡说："耳得之而为声，目遇之而成色。"自古以来，人们睁开眼睛就能看到东西，看到东西就能分辨东西、认识东西，这一切都显得那么理所当然。所有人也都知道，人能看到东西是拜健全的双眼所赐，眼睛若是受伤或生病，人就看不清或看不见了。既然如此，人有眼睛，能看到东西与认识东西的这个现象还有什么值得讨论的吗？通常，越是看起来理所当然的事物，人们对它的好奇心就越小，对它的探究也就起步得越晚，"视觉认知"就是很好的例子。

早在古希腊与古罗马时代，以至中世纪的哲学家与医学家，就已经很直观认识到眼球是视觉信息进入的地方，至于眼球后方那条视神经，则把它看作是神秘的"视觉灵力"的信道。文艺复兴以后，解剖学兴盛起来，大脑在意识、认知与智能上的角色渐渐明朗，人们大致能确认视觉信息通过眼球与视神经后，最终还是要传入大脑。可是，眼睛看到的影像进入大脑后去了什么地方呢？到了那儿之后，又发生了什么事呢？先天眼盲的人，长大后眼睛被治好，突见光明，看到所有的东西却一件也不认识；而后天眼盲的人，虽然现在什么都看不到，但只要跟他说某件他以前看过的东西，他的脑中马上就浮现出它的清晰形象。这些又是怎么回事呢？

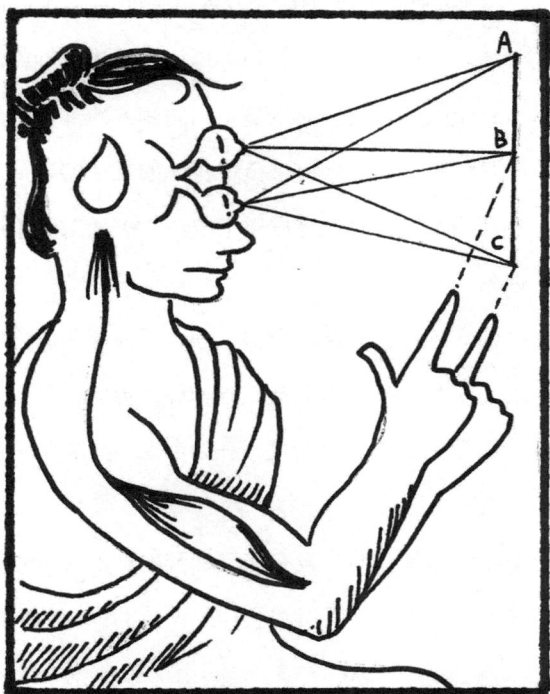

古人对视觉信息进入大脑后所发生的事只能想象。

# 皮质性盲与智能性盲

　　十九世纪的神经科学家对大脑的秘密怀揣着拓荒者般的兴奋，他们当时的研究也时而产生划时代的发现。比如说，法国医师皮埃尔·保罗·布罗卡发现，左侧大脑皮质的特定位置负责人类的语言功能。差不多同一时期的英国神经科医师约翰·休林斯·杰克逊[1]专门研究癫痫，他观察到一些部分性癫痫的患者发作时，抽搐的动作都是从一边的手开始，而后蔓延到同侧的脸部。他因而推断大脑皮质一定是由某个特定区块来负责身体的某个特定部位，这样才能解释部分性癫痫发作时，脑皮质上电波的扩散对应了肢体抽搐动作蔓延的现象。

　　杰克逊对病人的观察与推论合情合理，促使德国解剖学家兼生理学家古斯塔夫·西奥多·弗里奇[2]与神经精神科医师爱德华·希茨格[3]合作，设计了在当时破天荒，在如今也有点异想天开但又有点残忍的动物实验。

　　弗里奇与希茨格把活生生没有接受麻醉的狗的头盖骨打开，用电流来刺激狗的大脑皮质，然后观察狗的肢体动作。他们发现电刺

---

[1] 约翰·休林斯·杰克逊（John Hughlings Jackson），1835—1911，英国神经科医师，致力于癫痫的研究。

[2] 古斯塔夫·西奥多·弗里奇（Gustav Theodor Fritsch），1838—1927，德国解剖学家兼生理学家。

[3] 爱德华·希茨格（Eduard Hitzig），1838—1907，德国神经精神科医师，与弗里奇一同进行电流刺激狗大脑皮质的研究。

激一边的大脑皮质，会引起对侧肢体肌肉的抽搐，并且这些反应是可预测的。也就是说，刺激脑皮质的某个特定位置就必然会引起某些特定肌肉群的抽搐。弗里奇与希茨格的动物实验结果为杰克逊医师的理论提供了铁证，后人就把他们所刺激的这个会引起对侧肢体肌肉活动的皮质区块，称为"运动皮质"。

　　弗里奇与希茨格的成就在相当程度上激起了其他科学家的雄心壮志，其中一位是德国生理学家赫尔曼·蒙克。他心想，既然肢体的运动与大脑皮质的位置有直接对应的关系，推而广之，那么其他脑功能应该也会有类似的对应关系吧？于是他拿狗与猴子来做实验以证明自己的想法。他的方法是在实验动物的大脑皮质上选定某一小块区域，然后把它切除，观察这对这只动物会产生什么影响。因为不同的动物被切除的区域都不一样，所以通过观察每只动物手术后的行为表现所产生的变化，就会知道那一块被切除的大脑原本的功能是什么。蒙克的手艺惊人，实验动物被切除一部分大脑后并不会立刻死亡，甚至可以继续存活数年之久。这样一来，蒙克就可以长期观察动物手术后的症状和痊愈后的情形。

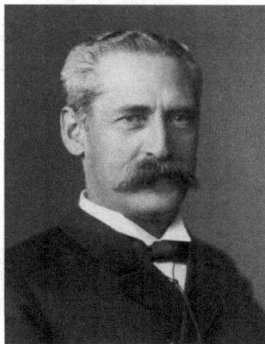

赫尔曼·蒙克[1]

---

[1]　赫尔曼·蒙克（Hermann Munk），1839—1912，德国生理学家，发现枕叶对视觉的关键作用。

当蒙克切除动物两边大脑的枕叶皮质后，他发现这只动物就看不见了，盲了——当然，动物的眼球与视神经都还是健康的。以前没有人发现过这件事，它证明了视觉是由大脑皮质的特定区域——也就是枕叶——所负责。蒙克把这种切除枕叶所导致的盲，称作"Rindenblindheit"，翻成中英文是"皮质盲"（cortical blindness），以与一般眼睛或视神经病变造成的眼盲相区别。

接下来，蒙克进一步试着把枕叶切除的区域缩小一些，换换位置，来测试枕叶的哪个地方才最重要。结果，当他只切掉枕叶后方尖端的一小部分时，奇妙的事发生了，实验动物看起来并没有瞎，它还是能找得到路，走路时不会撞到东西或绊倒，但是变得不再"认识"东西了。比如说，它不再能分辨平常负责照顾它的那位实验员，看到平常喝水的水盆好像忘记了在那里可以喝水，认不出平时吃饭用的食物盘子，但若是让它闻到里面食物的味道，它又马上就知道那就是食物盘子。

蒙克把这种新发现的视觉障碍称作"Seelenblindheit"，翻成中英文是"精神盲"（psychic blindness）。蒙克认为因为那个区域储存了视觉的记忆，所以被切除后才会导致看得见却认不得的特异现象。一般来说，这些动物的精神盲在几个礼拜后会渐渐恢复正常，蒙克因此推测，那是因为周遭未被切除的皮质区域，随着时间过去又慢慢装满了新获得的视觉记忆。

蒙克于一八七八年首度发表了他的研究发现，然后因为有点

"学术强迫症"，又重复了一次自己的实验，也得到同样的结果，又于一八八一年发表。他的结论对于视觉的本质及大脑在视觉功能所扮演的角色有着非常透彻的剖析：第一，眼睛经由视神经传递的物体形象，一定要送到大脑的枕叶进行某些处理，我们才看得到，所以就算眼球与视神经完全无恙，枕叶受损也会造成眼盲；第二，所谓"视觉"并不只有单一功能，"看见"与"认识"是视觉的两个不同的层次，牵涉到各自相异的大脑位置与机制，缺一不可。蒙克的革命性新见解在科学界掀起了极大的浪潮。

## 百年前的灼见

大概与蒙克同时期的德国眼科医师赫尔曼·威尔布兰德[①]看到蒙克的研究结果，觉得惊为天人，因为威尔布兰德本来就对脑病导致的"半侧偏盲"（病人看不到左半边或右半边视野的东西）特别感兴趣。他之前已经收集了一百多个病例，因为其中一些有病理解剖的数据，所以大多都可以看到病人脑中对侧的枕叶有病变存在。威尔布兰德收集的病例虽多，却欠缺合理的说法来解释半侧偏盲这个临床症状，蒙克的发现正好为自己的观察与想法提供了坚实的理论基础，也就是枕叶负责视觉，所以单侧大脑枕叶的损伤就导致了对侧的半侧偏盲。

---

① 赫尔曼·威尔布兰德（Hermann Wilbrand），1851—1935，德国眼科医师。

在长期研究偏盲病人的过程中，威尔布兰德于一八八五年遇见一位症状特殊的病患。她是一位六十四岁的女性，在一次脑中风之后，视觉产生了奇妙的变化——她看得见东西，视力算正常，可以在家乡汉堡市的街道上行走，但是在她眼中，原本很熟悉的街道现在却变得非常陌生，认不出哪里是哪里、哪家店是哪家店，感觉自己就好像走在从来没来过的外国城市一样。另外，当她遇到原本熟识的朋友时，明明看得到他们的脸，却认不出他们是谁，总是得等到朋友开口说话，听到了声音，才恍然大悟认出了对方。这些奇特的症状让她即使在自家附近散个步，也会感觉非常慌乱。

威尔布兰德把这个病例写成了详细的论文发表，呼应了蒙克在动物实验中所制造的精神盲症状，证明人的大脑枕叶损伤也会引起类似动物精神盲的现象。他仿佛是科学的桥梁，首度把这个"视觉认知"的概念从蒙克的动物实验过渡到了人类病患的身上。

视觉认知的概念问世为接下来许许多多的医师与脑科学家开创了新的思路，打开了研究的大门。之后不久，同为德国人的神经科医师海因里希·利索尔[①]也以自己的病人为师，拓展了视觉认知的视野。

---

① 海因里希·利索尔（Heinrich Lissauer），1861—1891，德国神经科医师，曾与卡尔·韦尼克共事。

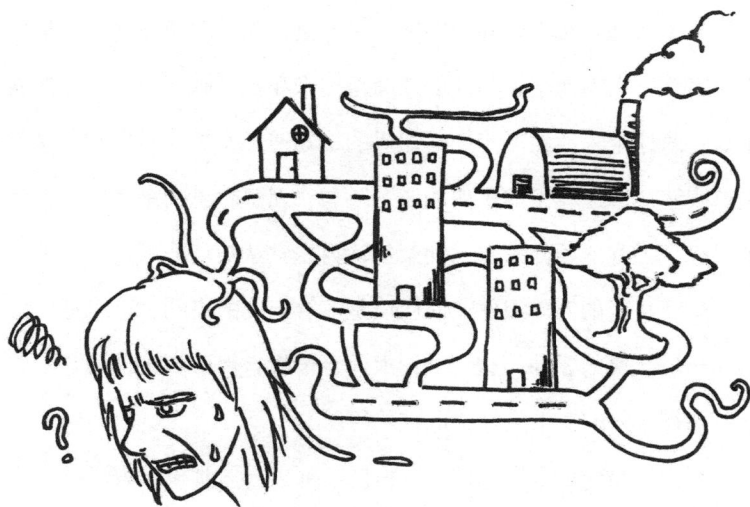

赫尔曼·威尔布兰德的病人发现，原本很熟悉的
街道变得像在外国一样陌生。

利索尔在一八八八年遇见了一位八十岁的男性中风病人，这个病人除了出现半侧偏盲之外，也同样可以看见却认不出周围大多数的东西，除非让他触摸到东西或听到它发出的声音（例如一串钥匙叮当作响的声音），他才恍然大悟那是什么。但更奇妙的是，虽然他不认得那个东西，但可以照样画出那个东西的形状，不过画出来之后他还是认不出自己画的是什么。同样地，他也变得看不懂字，但自己倒是可以自主写出字来，然后却认不出自己写的是什么字。

利索尔想：视觉认知有问题，认不出东西是理所当然，但是病人已经认不出东西了，为什么还画得出来呢？能画得出来，必然表示病人对这个东西的形态还是知道的，知道形态却认不出来，是不是就表示"掌握看见的东西的形态"与"理解看见的东西"对大脑来说也是独立的两件事呢？利索尔认为视觉认知功能不是由大脑的单一位置负责的简单组件，而应该是复合组成的机制，可以把它拆解成一块一块的零件。这个推论很简合逻辑，但要真正证明它，就一定要在病人的身上实际验证过才行。

利索尔是一位很聪明的年轻医师，他自己为那位病人设计了一些独创的测试方法。具体言之，他把测试题目分成两类：第一类不需要病人了解那个东西是什么，而只需看得出它的形状、特征，然后要求病人把不同的东西根据同样的形状配对，不需要说出那些东西的名字及用途（例如把一个苹果跟另一个苹果配对，或临摹画出眼前这个苹果的样子）；第二类则是要求病人说出眼前这个东西的名称、用途等（例如说得出苹果是苹果，是可以吃的）。

利索尔想要证明的是，看出物体的形状只需要视觉的知觉部分运作，如果连形状都认不出来，那这个功能就一定有问题，他把它称为"知觉性"（apperceptive）视觉认知障碍。但若是看得出物体的形状，却不知道它的名称与用途，就表示负责视觉知觉的皮质本身是完好的，但因为连结的问题，无法在其他皮质区域取出之前所储存的关于这个物体的记忆，他把它称为"联想性"（associative）视觉认知障碍。

测试的结果发现，这两种障碍确实在很大程度上是各自独立的。前述那位病人的症状是以联想性的视觉认知障碍为主，再加上少许知觉性的视觉认知障碍。

利索尔据此首次把视觉认知再分成了两个层次：一个只牵涉到知觉（形态），另一个则牵涉到联想（意义），它们分别是由枕叶的不同位置所掌管。这个灼见历经时间的考验，被不断印证，一直延续到一百多年后的今天。

## 视觉认知缺陷

累积脑科学家在动物实验中的发现，和医师对许多奇特病例的研究结果，让人们清楚了解到大脑的视觉认知最少有三个独立的阶段。

举例来说，当人看到一个苹果，苹果的影像立刻传送到枕叶后，首先要"看见"，这部分由初级视觉皮质负责，它只占枕叶的一小部分。看见之后，视觉信息要传送到旁边的其他皮质进行"解析"，解析这个苹果的形态特征（圆的、红的、有光泽……）。解析过后的信息被送到另外一处皮质部位，搜索过去的记忆加以比较，确认它是什么（啊，这原来是个苹果！），接下来关于苹果其他特质的记忆（香味、滋味、触感、苹果园的风景、第一次亲手摘苹果的感觉……）就一股脑儿地涌现出来，这才是整套的"认知"过程。"解析"与"认知"的进行超出了初级视觉皮质的范围，是在视觉相关皮质进行的，有时甚至会超出枕叶，包含顶叶或颞叶的部分。

上述那些因疾病而导致的视觉认知缺陷，被称为"视觉失认症"（visual agnosia）。初步厘清它的机制之后，又陆陆续续出现了一些奇特而有趣的相关病例，让科学家们更进一步认识到视觉认知的复杂性及多样性。具体而言，除了广泛性地不认识"所有对象"的视觉失认症之外，还有些病人会选择性地不认识"某类对象"。

以下举两个代表性的例子来说明：认不出人脸与认不出全局。

# 认不出人脸

意大利的眼科教授安东尼欧·瓜格里诺[1] 观察到一位脑中风的病人在中风之后失去了辨别颜色的能力，更特别的是，他变得无法认出人的脸孔。熟悉的朋友站在他跟前，他都认不出来是谁，但人脸之外的其他事物倒是都认得出来。

这与前述威尔布兰德的那位女病人有点类似，这一类"选择性无法认识人脸"的病例前前后后被不少医师发表过。德国的神经科医师约阿希姆·博达梅尔[2] 在一九四七年也发表了几个类似的病例，其中一位是脑部遭子弹击伤的二十四岁男性，他不再认识自己的家人、朋友，甚至连照镜子时都认不出自己，但只要对方一开口说话，他就马上能听出那人是谁。

博达梅尔整理了这些病患的症状特征，并给它取了名字，叫作"面容失认症"（prosopagnosia）。这种选择性地单单不认识人脸的视觉失认症的存在，显示大脑对人脸的辨识应该是由某一处特定位置的视觉相关皮质所负责。后来借由这些病例的脑部病理变化和影像检查的发现证明，"认脸"的大脑皮质位在横跨颞叶与枕叶的"梭状回"。

---

[1] 安东尼欧·瓜格里诺（Antonio Quaglino），1817—1894，意大利眼科医师。
[2] 约阿希姆·博达梅尔（Joachim Bodamer），1910—1985，德国神经科医师，首度描述脸孔失认症。

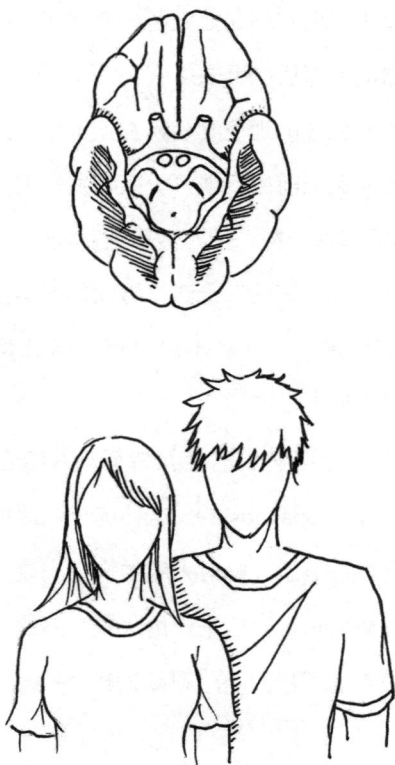

大脑梭状回（阴影标示处）的病变让人失去辨识人脸的能力。

# 认不出全局

　　十九世纪末到二十世纪初的匈牙利布达佩斯，有一位名为雷佐·巴林特的医师，专长是神经科兼精神科，他在诊所工作，在当时并不算名医。一九〇三年，他遇到了一位特殊的患者，还追踪了他数年的时间。这位患者的症状有点匪夷所思：手脚力气都没有问题，但眼睛只能盯着一个固定位置，不能自由转动，每当他看着一个物体的时候，他就看不到旁边的其他东西。换句话说，他每次只能看到单独一项东西，无法看出较广范围的全貌，即所谓"只见树木，不见森林"。甚至，他的右手无法准确拿到眼睛所看到的东西，伸手取那东西时会错过目标。数年之后该病人死亡，解剖后发现其病变在脑部两侧的顶叶、枕叶交接之处。

巴林特在一九〇九年发表了这个病例的学术论文，后来这种奇特的临床表现就被冠上了"巴林特综合征"的名称。

　　尽管巴林特的名气不大，但他的这篇论文的独特性引起了当时许多著名的医师和学者的注意。他们把巴林特那位病人只能看到单项却无法看到全貌，见

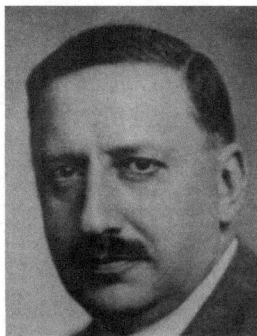

雷佐·巴林特[1]

---

[1]　雷佐·巴林特（Rezsö Bálint），1874—1929，犹太裔匈牙利神经学家和精神病学家，发现了巴林特症候群。

树不见林的症状称作"同时性失认症"（simultanagnosia）。随之也有不少医师发表了同时性失认症的病例，这些病人所看到的世界是零零碎碎、片片断断的，他们的注意力只能从一个小目标跳到另一个小目标，却很难掌握这些小目标加在一起的整体意义。

同时性失认症并不常见，在临床上很偶尔才会遇到，遇到时，常用的测试方法是给病人看一幅漫画图，请他解释这幅漫画所描述的故事。其中特别有名的一幅漫画图是这样的，画面上妈妈在厨房水槽里洗盘子，水从水槽里漫出来流到地上，但妈妈没注意，同时后方有个小男孩正踩着板凳，偷拿高架子上的饼干，脚没踩稳，摇摇欲坠。这么生动的画面，一般人看了肯定可以把画面的情节说得活灵活现。但若是拿给患有同时性失认症的病患看，他虽然可以说出"有个女人""有个小孩""有水槽""有饼干"等细节，但把这些细节串在一起，探究这画面上到底正在发生什么事，却是怎么都看不出来。到目前为止，我们还不完全了解同时性失认症的大脑机制，但极可能是因为这些病人大脑中处理物体认知（这个是什么），与处理物体定位（这个在空间的哪个位置）这两个机制之间的联结出现了障碍，导致互相无法协调兼顾。

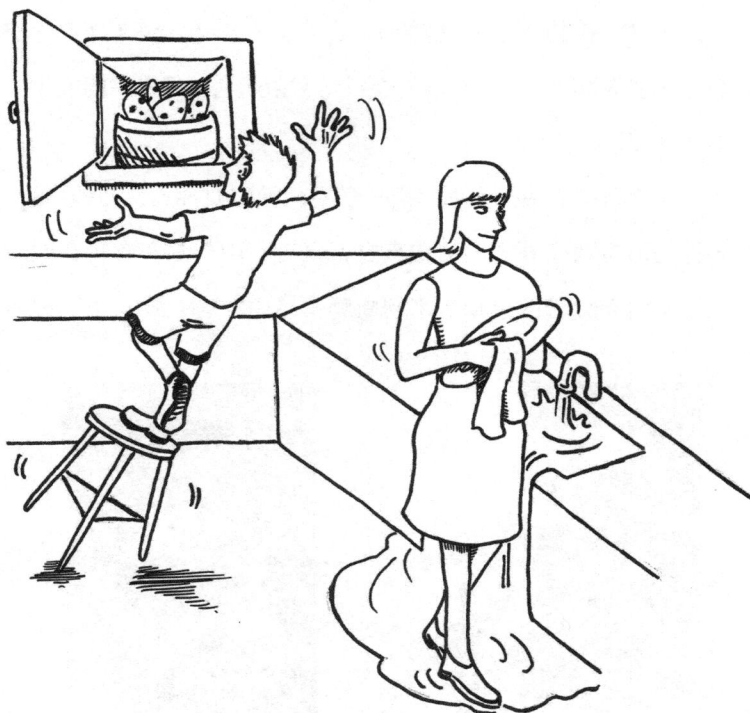

测试"同时性失认症"的漫画图。

# 双流理论

正因为视觉失认症的多样化表现，尤其有时只选择性地对一两
类事物有认知障碍，让后来的科学家们越来越相信，视觉信息进入
大脑后在皮质上的走向不是单一的，而是分散的。很可能不同种类
的视觉认知功能走的是不一样的路。最后，这个想法终于在美国神
经心理学家莫蒂默·米什金与神经科学家莱斯利·昂格莱德的手中
获得了突破。

米什金与昂格莱德先训练猴子学会两种需要视觉认知的技能：
第一种是准备两个外观不同的食盒，只有其中一盒有食物，然后
训练猴子借着分辨两个食盒来判断哪个当中才有食物；第二种是

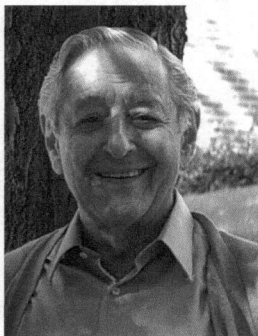

莫蒂默·米什金 [1]　　　　莱斯里·昂格莱德 [2]

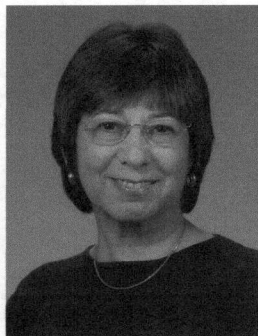

① 莫蒂默·米什金（Mortimer Mishkin），1926—2021，美国神经心理学家，专研认知和
记忆机制。
② 莱斯利·昂格莱德（Leslie Ungerleider），1946—2020，美国神经科学家。

准备两个外观一模一样的食盒，也是只有其中一盒有食物，但在附近竖着一根圆柱，虽然两个食盒的外观一模一样，但是一个离圆柱比较近，另一个离圆柱比较远，只有离圆柱比较近的那个食盒中才有食物。换句话说，第一种认知技巧是让猴子分辨食盒的模样长相（是什么），而第二种认知技巧是让猴子分辨食盒与周围环境的关系位置（在哪里）。接下来，他们把猴子大脑不同位置的神经径路加以破坏，以观察对它们习得的这两种技能有什么影响。

　　结果他们发现，如果破坏了猴子从枕叶视觉皮质到下颞叶间的传导，它就没办法分辨食盒的模样长相（是什么）；而若是破坏了猴子从枕叶视觉皮质到顶叶间的传导，它就没办法分辨食盒与周围环境的关系位置（在哪里）。也就是说，实验证明了灵长类动物"认知东西是什么"与"认知东西在哪里"的这两种本领，在脑中走的是两条完全不一样的路。他们把前者（从枕叶视觉皮质到下颞叶间的传导路径）称为"腹侧通道"（ventral stream），还给其另取了个外号叫"是什么路径"（what pathway）；而把后者（从枕叶视觉皮质到顶叶间的传导路径）称为"背侧通道"（dorsal stream），也给其另取了个外号叫"在哪里/怎么做路径"（where/how pathway）。

　　米什金与昂格莱德这个重大突破于一九八二年发表后，引起了全世界脑科学家的注目，而这个"双流理论"，不久之后更在加拿

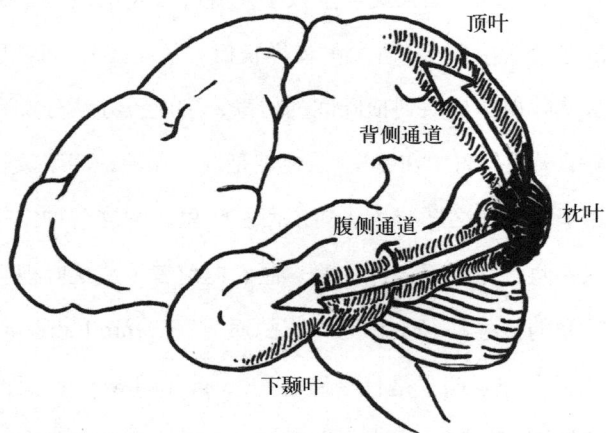

视觉认知的腹侧通道与背侧通道。

大神经科学家梅尔文·艾伦·古德尔 [1] 与英国神经心理学家戴维·米尔纳 [2] 的手中进一步发扬光大。

　　古德尔与米尔纳的主要研究对象是一位名字缩写为"DF"的女病人，她因为一氧化碳中毒的意外，损伤到两侧的枕叶皮质，位置正好就在米什金和昂格莱德所提及的"腹侧通道"（是什么路径）。与一般视觉失认症的患者一样，DF 的视力正常，但不能辨认出所看到的物体是什么，甚至无法用笔画出眼前物体的形状。

　　古德尔与米尔纳为她设计了一系列实验，得到了非常有意思的结果。他们做了一块板子，在上面开了一条长形的隙缝，大小刚好

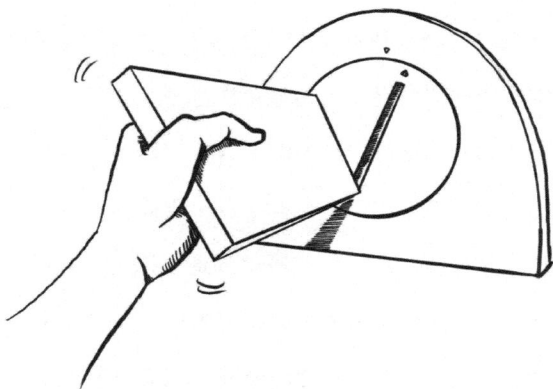

DF 看不出隙缝的大小与角度，却能正确地把信投入隙缝中。

① 梅尔文·艾伦·古德尔（Melvyn Alan Goodale），1943—，加拿大神经科学家，提出动作的视觉控制与视觉认知是两个独立的系统。
② 戴维·米尔纳（David Milner），1943—，英国神经心理学家，研究领域涉及人类视觉认知、视觉运动控制和空间注意力。

只容得下一个信封通过。他们把这块板子放在 DF 的身前，陆续将板子转到不同角度，改变隙缝的方向，然后请 DF 描述隙缝的长度大小，和当时朝向的方向。DF 无法做到，她认不出隙缝有多长，也说不出它的方向，甚至无法用自己的手比出隙缝的长度。接下来，古德尔与米尔纳给了 DF 一封信，请她把信投到隙缝里。奇妙的事发生了，虽然 DF 看不出缝隙的大小与角度，但不管缝隙转到哪个角度，她都能毫不迟疑、正确无误地把信投入隙缝中。

另外，古德尔与米尔纳还在桌上放了一些积木让 DF 去辨认，DF 完全认不出积木的形状大小；请她用自己的拇指与食指去比拟积木的大小，她也没办法正确比画出来。但若是请她捡起那块积木，她又能毫不迟疑地快速捡起它。他们拍摄了她捡积木的动作，发现她非常准确地把自己的拇指与食指打开了适当的幅度，而之前请她比画出积木的大小时，她却做不到。

古德尔与米尔纳对 DF 的实验观察，证实了人类大脑的视觉认知同样也分成"是什么路径"的腹侧通道，以及"在哪里 / 怎么做路径"的背侧通道两个独立的系统，与米什金和昂格莱德在猴子身上的发现是一样的。而 DF 的奇特表现，就是因为她的"是什么路径"坏掉了，而"在哪里 / 怎么做路径"还完好。古德尔与米尔纳持续追踪了 DF 许多年，在本世纪功能性磁共振成像问世后，他们也让 DF 接受了这个检查。结果一如预期，在进行辨认物体的测试时，正常人的腹侧通道位置会活跃起来，而 DF 的腹侧通道却一无动静；而要她改去抓握眼睛看到的物体时，DF 的背侧通道就会像正常人一样活跃起来。

　　得力于前述这些科学家与医师的创见与发现，以及承续他们的成果、继续不断前进的学者们的努力，我们今天对视觉认知这个有趣而神秘的领域，虽不敢说完全了解，但显然已经比往日有了更多的洞察和更清楚的研究方向。医学中有一句名言："病人是医师最好的老师。"正因为史上曾经有那些视觉认知障碍病人奇特的症状表现，才让当时的医师与科学家认识到视觉认知绝不是一种直观而单纯的功能而已，并为此设计了种种精妙的实验，最终证明"认识眼前景物"这一项看似单纯的能力，其实牵涉到无比复杂精巧的大脑协作。

　　科学上许多大问题的解决，常常像这样，先由不疑处起疑，然后运用逻辑思考与科学方法，累积解决一个又一个小小的谜团，最后终能窥见真相的全貌。

# 大脑的以假乱真

我们所看到的不是"物体"，而是大脑对物体的解释；
我们听到的也不是"声音"，而是大脑对声音的转译。

不同的人，或者说不同群体的人，面对同一个不寻常的现象，经常会做出不同的解读，解读的方式则往往取决于个体的文化背景及想象。

比如说，有人说他总是看到一些别人看不到的东西，像是有白衣女在空中飘来飘去，或别人的身上发出彩色光芒。在早期的社会中，这人很有可能就会被带到庙观里烧香收惊，或是被认为具有"阴阳眼"的天赋，可以协助别人"跨界沟通"。

然而在另外一些文化里，类似的事件却能够触发科学家长期的想象和研究。

## 两百多年前的幻觉记录

十八世纪，在日内瓦共和国（今属瑞士）有一位很杰出的博物学者兼哲学家查尔斯·邦尼特[①]。他本身是法学博士，却一辈子都从事热爱的科学、哲学研究与写作，并且成果斐然。他创造了叶序（phyllotaxis，植物叶子的排列方式）这个植物分类系统，发现了一些昆虫的单性生殖现象，观察到毛毛虫与蝴蝶是通过小气孔来呼吸的……他更是第一个在生物学中使用"演化"（evolution）这个词的人，还首先提出了地球史学中的生物大灭绝理论。

查尔斯·邦尼特在一七六○年的著作《关于心智体系的分析研

---

[①] 查尔斯·邦尼特（Charles Bonnet），1720—1793，日内瓦博物学家，首将演化概念纳入生物学范畴。

究》（*Essai Analytique Sur Les Facultés De L'Ame*）中，记录了过去没有人描述过的特别病例，这个病人就是邦尼特八十七岁的祖父。这位老绅士身体不错，行动如常，神志清醒，但因为两眼患有严重白内障，几乎全盲。老人虽然看不见外界的任何东西，眼前却时不时地浮现一些影像，例如男人与女人、鸟、马车、房子、挂毯、鹰

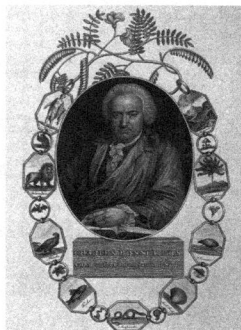

查尔斯·邦尼特及其动植物研究。

架等，非常生动。老先生说这些东西倏忽而来，倏忽而去，时远时近，时大时小，动来动去，变幻无常，但都非常逼真，就像眼前真的有这些东西一样。影像虽然真假难辨，但老先生心里雪亮，明白那些都只是幻觉，绝不会把它们当成是真的。

查尔斯·邦尼特在书中提出自己对这一奇特症状的高明解读："这一切的一切，应该都存在于与视觉有关的那一部分大脑之中。不难想象，有某种身体的因素牵动了我们心智中某些敏感的纤维，就是我们平常看到物体时所牵动的那些纤维，以致产生了可以乱真的物体形象。但只要负责思考的那部分纤维没有被牵动，我们的心智就不会分不清这些影像的真假了。"

两百多年前，没有医学专业背景的查尔斯·邦尼特，首次对人的"视幻觉"这一奇特现象提出了科学解释。

当然，视幻觉与听幻觉这些"无中生有"的症状，在精神病患

者或是失智症老人身上是很常见的，古已有之。而过去的人们（包括医师）也很自然地接受了这类病人会"看到一些不存在的东西，听到一些不存在的声音"这一状况。毕竟病人的神志是有问题的，不是吗？然而，查尔斯·邦尼特确认自己的祖父只有视力缺损，其神智与精神状况是完全正常的，正是这一点，让邦尼特这位爱智者开始思索"幻觉"的本质。可惜从那之后，邦尼特的观察与想法没能受到世人的关注，被忽略了一百多年之久。

## 不请自来的视觉信息

同样居住在日内瓦，但比查尔斯·邦尼特晚了超过一个半世纪的瑞士神经兼精神科医师乔治·德·莫西尔，在视幻觉的研究方面很有建树，诊治过不少有视幻觉的病患。他十分佩服前辈老乡查尔斯·邦尼特当初的创见，所以就在一九六七年发表的论文当中，把这种"智能与精神正常，但因眼疾导致视觉障碍的人所产生的复杂视幻觉"命名为"查尔斯·邦尼特综合征"，以兹追念前贤。莫西尔在论文中写道："视幻觉绝不能单用视觉的减少来解释，它一定是因为大脑的变化而产生。"从那时开始，这个从查尔斯·邦尼特以来便一脉相承的看法就被科学界广泛接受了。

人们开始留意查尔斯·邦尼特综合征这个奇特的现象后，发现它其实并不罕见，甚至可以说相当普遍。据后来的学者统计，

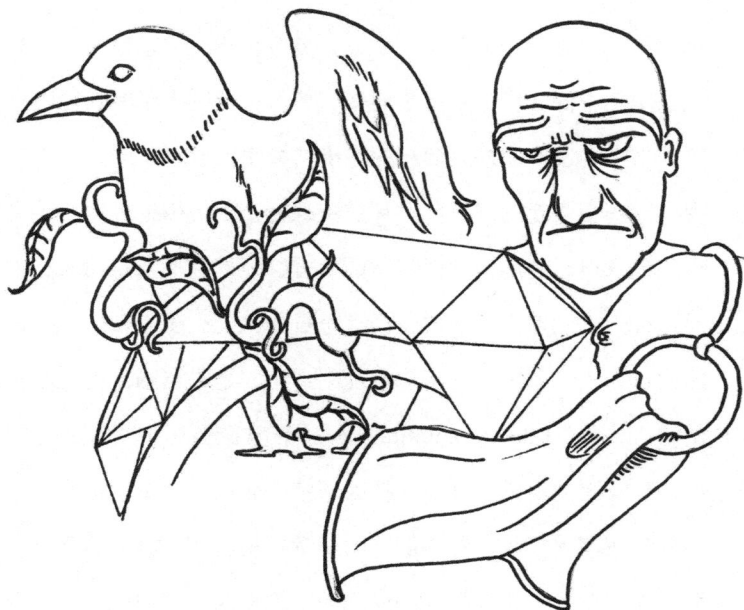

丧失视力的人竟可以看到生动逼真的视幻觉。

在年长族群的视觉障碍中，尤其是因为视网膜的中央凹（fovea centrails）处的病变所导致者，有百分之十以上（甚至有人认为高达百分之四十）会出现视幻觉。视网膜的中央凹负责视野的中心区，也就是看得最清晰、我们的视力最重要的部分。此处的病变会让患者的中央视野看不见，但位于视野周边的景物则相对看得比较清楚。

视网膜病变好发于上了年纪的人，其中会产生查尔斯·邦尼特综合征的比例不低。所以，可想而知，各行各业的人都有机会得这病，医师与学者也不例外。澳洲的杰出神经生理学家戴维波克[①]就得了视网膜病变引起的查尔斯·邦尼特综合征，他以他的第一手经验，详细记录自己的病程及视幻觉的内容，还把它们描绘出来，并提出对这种幻觉的理论，写成了很有分量的论文，于二〇〇二年发表。波克认为查尔斯·邦尼特综合征的产生，是来自脑部视觉相关皮质的"去传入"（deafferentation）——正常应该由视网膜经过视神经而传到大脑的视觉信号，现在因眼睛生病没传进来，那么本来时时刻刻都在等着接收这些电信号的视觉相关皮质，就会感到十分空虚而"作怪"起来，它的神经细胞兴奋度提高，无中生有，自发性发出视觉信号，让患者误以为自己看到了东西。

因为去传入导致大脑视觉相关皮质过度兴奋，进而产生视幻觉的学说，言之成理，从二十世纪末到本世纪初，已经被学者们广泛

---

① 戴维·波克（David Burke），澳洲神经生理学家。

认可。但是，其科学证据则是在近年才因为科技进步而逐渐浮现。

英国精神病学家费契在一九九八年利用新颖的功能性磁共振成像技术来研究查尔斯·邦尼特综合征的患者。功能性磁共振成像可以实时监测大脑不同区域的神经活动，对于了解像视幻觉这种虚无缥缈、神出鬼没的症状特别合适。其研究结果发现，查尔斯·邦尼特综合征的患者在视幻觉出现的当下，大脑枕叶的视觉相关皮质会自动活跃起来。这个结果直接证明，这些患者的视幻觉是由视觉相关皮质的自发性活跃而来。他还进一步发现不同内容的幻觉，例如彩色幻觉与黑白幻觉、人脸幻觉与物品幻觉，活跃起来的次区域都略有不同。彩色的幻觉发生时是梭状回的后部在活跃，而黑白的幻觉发生时则是更后上方一点的位置在活跃；人脸的幻觉发生时是左边梭状回的中部在活跃，而物品的幻觉发生时则是右边梭状回的中部在活跃。这给了我们另一启发：视觉相关皮质是用不同位置的神经细胞来处理不同性质的视觉信息的。

视觉丧失而产生视幻觉这一现象，甚至可以发生在眼睛没有病的健康人身上。哈佛医学院的研究团队曾在二〇〇四年发表了有趣的"视觉剥夺"实验：他们让十三位眼睛健康、视力正常的普通人戴上眼罩，使他们什么都看不见，一戴就是连续五天。结果从第二天开始，陆陆续续有高达十位（约百分之七十七）的受试者产生了视幻觉，就与查尔斯·邦尼特综合征的患者一样。这也印证了"感觉剥夺"的酷刑确实可以把人逼疯。

　　澳洲的戴维·潘特[①]医师，知道查尔斯·邦尼特综合征的视幻觉来自视觉相关皮质的自发性活跃，但他想进一步证明这种自发性活跃确实是起因于视觉相关皮质的兴奋度提高，所以设计了相当精巧的实验：他找来三组受试者，第一组是有视网膜病变并有查尔斯·邦尼特综合征的患者，第二组是有视网膜病变但没有查尔斯·邦尼特综合征的患者，第三组是视力良好的正常人。潘特用光线来刺激这些受试者的周边视网膜，然后监测其视觉相关皮质区域所引发的脑波反应，反应的大小就代表局部皮质兴奋度的高低。结果发现，光线刺激在查尔斯·邦尼特综合征患者时所引起的视觉相关皮质反应远远大于其他两组受试者。这个成果于二〇一八年发表，证明了视觉丧失所导致的视幻觉，确实与视觉相关皮质的兴奋度过高息息相关。

　　经过诸如以上许多医师与学者的研究，查尔斯·邦尼特综合征的大致成因已然成形。与视觉相关的大脑皮质，就同所有其他位置的大脑皮质一样，在正常情况下并不会有真正"空闲"的时候，持续不断地接受传入的视觉信息"轰炸"才是它的常态。此时它的神经元兴奋度调节得刚刚好，也无暇自己制造出多余的信号。然而，一旦原先传入的视觉信息因某种原因被长时间阻断而停止传入，这些视觉相关皮质就会为了适应变化，提高兴奋度，而在没有视觉信息传入的情况下，自发性产生出多余讯号的活动。这个视觉相关皮质的自发性异常活动，就会被大脑理解为"看到了东西"。

———————————

① 戴维·潘特（David Painter），澳洲神经科医师。

# 用脑来看而非双眼

　　我们人类所谓"感知"，其实都是脑部在接收到外来信息时所产生的细胞活动。当视觉相关皮质在没有外来信息的情况下产生了自发性活动，而这个活动的形态又正好与平时看到物体时视觉相关皮质所产生的活动类似，就会无中生有，看到不存在的东西，并且感觉非常逼真。从大脑的角度来说，这样"看见"的影像，与真正用眼睛"看到"的影像并无不同，因为我们本来就是用大脑来看，而不是用眼睛。

　　典型的查尔斯·邦尼特综合征是因为视觉障碍所产生，它的脑皮质生理变化仅限于视觉相关皮质，而其他与"理性判断"相关的位置（例如额叶）完全正常。所以查尔斯·邦尼特综合征的患者就算看到了难辨真假的生动画面，仍然心知肚明那些都是幻觉，并不会当真，这正好就是邦尼特最初提出的解释。

　　针对查尔斯·邦尼特综合征视幻觉的研究成果为脑科学开了一扇新的大门，大大增进了我们对其他所有幻觉的理解。其实，幻觉症状在许多神经与精神疾病中都会出现，远远不止查尔斯·邦尼特综合征，并且也不局限于视幻觉。随便举一些例子：帕金森病、路易体痴呆（dementia with Lewy body）、阿尔茨海默病、偏头痛、癫痫症、精神分裂症（schizophrenia），或是使用各种致幻药物，例如 LSD（麦角酸二乙基酰胺，lysergic acid diethylamide），还有大脑的各种血管性、肿瘤性、发炎性病变等，凡是罹患上述疾病的患者，出现视幻觉或听幻觉的症状都不少见。了解幻觉的本质对了解这些脑部疾病，甚至于大脑本身的奥秘，具有不可取代的价值。

比方说，帕金森病与路易体痴呆这两种病都是病因尚不明朗的退化性疾病，在患者脑中各处的神经细胞常出现路易体（Lewy body）的沉积。由于它的病变波及许多脑区域，影响到各种不同的神经传导物质，所以会导致诸如失智、动作障碍、自律神经障碍、睡眠障碍等许多病状。视幻觉在这两种疾病中都相当常见，并且是越在疾病后期越明显。患者的视幻觉内容通常十分鲜明而逼真，像是走动的人物、小孩、动物等。患者有时也能分辨这些幻觉是假的，但与查尔斯·邦尼特综合征不同的是，有一定比例的帕金森病与路易体痴呆患者会因为无法分辨幻觉真假而产生认知混乱。我在临床上照顾这些病人时，就经常会遇到一些受"阴阳眼"困扰的患者，症状太严重时还会给治疗带来很大的挑战。从近年来脑科学家们针对有视幻觉症状的帕金森病与路易体痴呆患者所做的脑影像研究中，大致可以看到下述趋势：相比于没有视幻觉的病患有视幻觉的病患脑中视觉相关皮质的所在（也就是枕叶与顶叶），和跟视觉没有直接相关的额叶部分，萎缩程度都要更严重一些。这样的发现暗示着这些退化性疾病之所以会有视幻觉的发生，可能是因为：第一，患者的视觉相关皮质受疾病侵袭较为严重，功能失调，容易产生前述的自发性多余活动；第二，扮演掌控节制、理解判断角色的额叶功能也变差了，这不但助长了幻觉发生，同时也让病患无法判断自己的视幻觉是真是假。

神经疾病中还有一种非常特异的幻觉症状，称为"爱丽斯梦游仙境综合征"（Alice in Wonderland Syndrome, AIWS），得名于百年前奇幻名作《爱丽斯梦游仙境》（*Alice's Adventures in Wonderland*）。书中主角爱丽斯见到一瓶写着"喝我"的饮料，一口喝下后，整个人就缩小了；接着看到一块写着"吃我"的蛋糕，吃掉它后，身体就急速变大，头都顶到天花板，房间内都站不下。爱丽斯梦游仙境综合征的患者在发作时，同样会感觉到自己的身体涨得越来越大，或是越缩越小。此外，他们有时也会感到视野当中的物体产生扭曲，变得比真实要更大或更小，更远或更近。爱丽斯梦游仙境综合征的病因，在青少年族群中，最常见的是病毒性脑炎；而在成年族群中，最常见的病因则是偏头痛。其他零零星星的病因，则包括脑中风、脑肿瘤、头部外伤、癫痫等，不一而足。

那么，为什么脑部的变化会造成像爱丽斯梦游仙境综合征这种"感觉自身的大小改变，或者看见的东西变得更大或更小"的奇异而有趣的幻觉？美国心理学家凯丝琳·布伦姆[1]等人，尝试在患有爱丽斯梦游仙境综合征的十二岁小女孩发生幻觉时，给她一些视觉测验的刺激，同时对她进行功能性磁共振成像检查。他们发现小女

---

[1]　凯丝琳·布伦姆（Kathleen Brumm），美国心理学家。

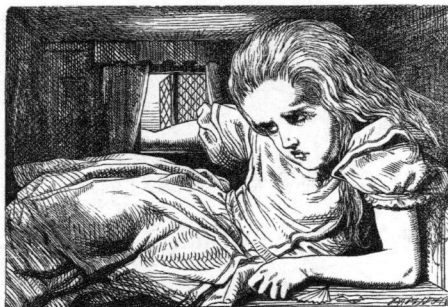

《爱丽斯梦游仙境》里爱丽斯吃掉蛋糕后身体急速变大。

孩在发作的当下，枕叶皮质被视觉测验激起的反应比较偏低，而顶叶皮质被激起的反应反而偏高。大脑的顶叶接受许多来自视觉及身体感觉的信息，身居综合解读这些信息，并演绎出我们自身与环境的关系的角色。上述实验的结果暗示着爱丽斯梦游仙境综合征患者的大脑所发生的变化，也许就是视觉与自体感觉的信息在结合过程中因为脑的病理变化而产生了矛盾，所以患者对于自己身体与周围环境大小关系的认知也就跟着扭曲了。

除了对那些明确的脑部病变导致幻觉的研究之外，科学家们针对传统上属于"精神疾病"范畴的患者的幻觉所做的研究（例如精神分裂症患者的听幻觉），更是相当具有启发性。听幻觉是精神分裂症的典型症状之一，它出现的概率比视幻觉还要高。其症状通常都是病人能清晰地听到有人在自己的耳边讲话，在他主观的感觉里，这些话都是"别人"讲的，而不是自己的心声。在传统的精神

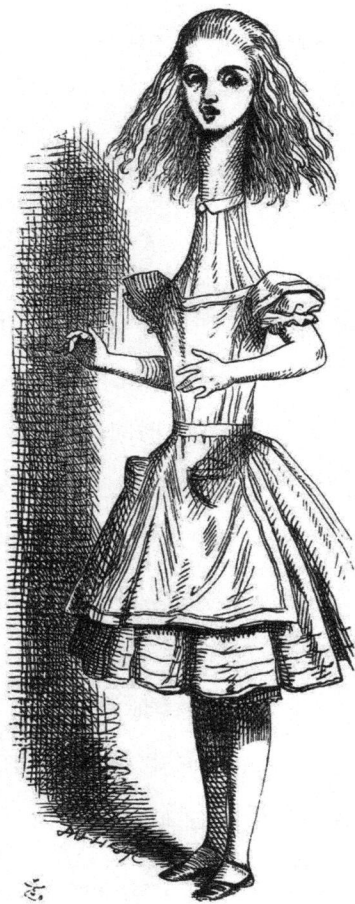

爱丽斯吃掉蘑菇后脖子增长。

医学中，专家对精神病患者的听幻觉症状有许多不同的解读方式。例如精神分析学派的代表人物西格蒙得·弗洛伊德[①]就曾经提出，听幻觉是精神病患者的避风港，他们借着遁入这个幻觉世界，作为逃避现实世界的防卫机制。这种解释是对的吗？你根本无法说它对还是不对，因为这样的解读只不过是术语词汇的排列组合，无法对疾病做任何科学的测量与证明。

## 感觉的客观与真实

德国的汤玛士·德克斯[②]医师，在一九九九年也把功能性磁共振成像检查用到了精神分裂症患者的研究上。他让患者用按钮标出自己听幻觉的开始时间与结束时间，然后他把听幻觉出现时的脑部活动与没有听幻觉时的基本态相比，并且与正常人比较。结果发现，精神病患者在听到幻觉时，左边大脑负责讲话的运动语言区（布罗卡区），和负责听到声音的初级听觉皮质区就同时自发性活跃起来。这样一来，听幻觉的现象就很容易解释了：运动语言区的自发性活跃，在患者的脑中无中生有地产生话语，而初级听觉皮质的自发性活跃，则让患者真的"听到"这些话，所以患者才会深信这些话是由外界传来。这个发现证明了像听幻觉这样所谓"精神"症

---

[①] 西格蒙得·弗洛伊德（Sigmund Freud），1856—1939，奥地利心理学家、哲学家，精神分析学派的创始人，二十世纪最有影响力的思想家之一。

[②] 汤玛士·德克斯（Thomas Dierks），德国精神病学家、神经科学家。

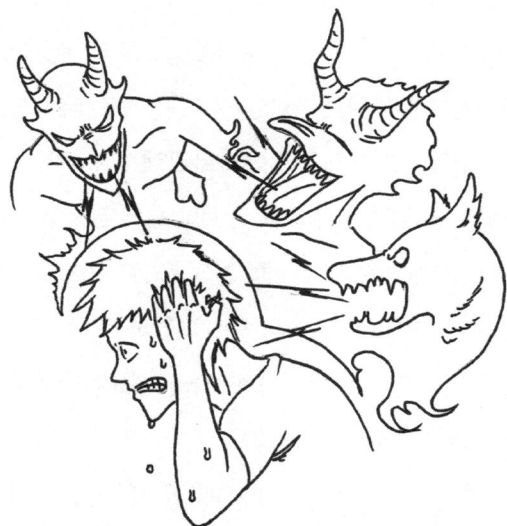

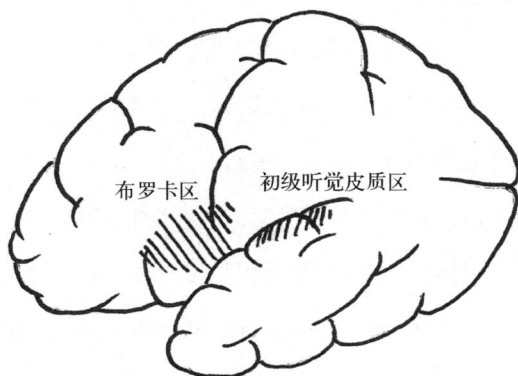

精神病患者发生听幻觉时，布罗卡区与初级
听觉皮质区会同时活跃起来。

状，也与查尔斯·邦尼特综合征类似，其实都是来自大脑特定皮质区域的自发性活动。

从仅有视觉障碍而大脑完全健康的查尔斯·邦尼特综合征，到有明显大脑病变的帕金森病与路易体痴呆，再到病变暧昧不明但大脑显然有问题的精神分裂症，对这些疾病幻觉的研究与阐明，不仅有助于疾病的治疗，也加深了我们对自己这个神秘的大脑的洞察。

我们所看到的不是物体，而是大脑的特定区域"对物体的解释"；我们听到的也不是声音，而是大脑的特定区域"对声音的解释"。人类对所有事物的体察，对所有真假的判断，都是依赖大脑。不只视觉与听觉如此，我们所有感官——视听味嗅触——都是如此。除了前面提到的视幻觉与听幻觉之外，有些颞叶癫痫发作还会让患者闻到特别的气味、尝到奇怪的味道，帕金森病或精神分裂症的患者有时还会感觉到有人在碰触他。有许多病例可以证明，针对任何一种我们赖以认知外界的感官功能，外来知觉的剥夺，或是脑本身的结构与生理改变，都能够让脑部产生拟真的虚假认知。那么，就客观认知这个目的而言，我们的大脑真的可靠吗？更进一步想，对大脑来说，有所谓"客观真实"可言吗？

近年来，已经有一些脑科学团队正在尝试用"重复经颅磁刺激"（repetitive Transcranial Magnetic Stimulation，rTMS）来治疗病人的视幻觉或听幻觉，并且也获得了一定程度的成功。经颅磁刺激的原理，是用机器在颅骨外制造磁场的变化，诱发脑部特定区域的神经元活动。这是因为幻觉既然是大脑局部的自发性错误活动，那么就可能用外力来加以抑制，让幻觉减少。

　　当代脑科学的进展一日千里，能够用来操控大脑活动的技术也将日益成熟。未来的科技会不会有可能反过来，通过外力在人脑内模拟出精巧而真假难辨的各种幻觉，量身定做属于自己的"真实"呢？

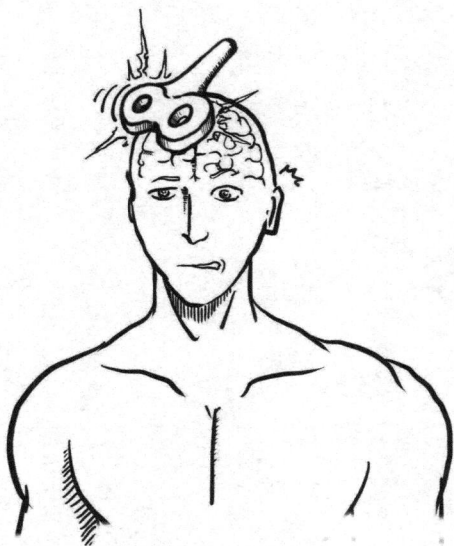

经颅磁刺激：通过磁场诱发脑部特定区域的神经元活动，
进而产生治疗效果。

# 大脑的两个灵魂

————

两边的大脑半球不是一个大脑的两个部分，
根本就是两个大脑！

　　法国哲学家勒内·笛卡儿说过一句广为传颂的名言："我思故
我在。"这句话到底是什么意思呢？这么说好了，每个人对世界所
有事物的一切体验，都只来自"自我"的主观感觉而已，我们无
法从"他者"的角度来观察自己。换句话说，任何一个人都没有
真正客观的证据可以证明自我是存在的，唯有"我正在思考"这一
件事，适足证明了"我"的存在。因此，我们是借着探索内心，才
确认自己的存在与主体性，才肯定自己是一个不可分割的整体。但
是，真相真的是这样吗？假如有人说，其实你有两个自我，不是人
格分裂，也不是多重人格，而是每个正常人都拥有两个截然不同的
"灵魂"，你能接受吗？

## 大脑的"电磁风暴"

　　这个看似突兀的奇怪问题是怎么来的呢？脑科学当初之所以
会闯入这个似乎很玄虚的领域，是因为一种病——癫痫症。什么是
癫痫症呢？就是大脑的神经细胞因为某些已知或未知的病因，产生
了阵发性异常放电。这些脑细胞的异常放电，会导致病人表现出诸
如昏迷、抽搐，甚至怪异行为等千奇百怪的症状，并且会损伤脑细
胞。而严重的癫痫症，例如泛发性癫痫，也就是大脑广泛放电而造
成昏迷与全身抽搐，甚至有可能危及病人的生命。每次癫痫发作，
我们都可以将之视为一场大脑的"电磁风暴"灾情。

　　有些泛发性癫痫，是由部分性癫痫蔓延开来所形成的。也就是说，异常放电先从大脑皮质很小的区域开始，因为这星星之火没能及时扑灭，它就以燎原之势延烧开来，终于酿成整片森林的大火。在现代，制止癫痫蔓延的主流方法是服用抗癫痫药物，就像是在火上喷洒灭火剂一样。比较有效、副作用又小的抗癫痫药物，大约在二十世纪后半叶才逐渐出现，所以在那之前的医师们面对特别难应付的癫痫火灾时，由于没有灭火剂可用，他们考虑的重点就是如何将大脑的火势局限在原地，不让它蔓延到整片森林。这要如何做到呢？理想的做法当然是把大火延烧的信道切断，但问题是信道在哪儿呢？

　　二十世纪三十年代的脑科学家们把注意力放到了胼胝体上面。胼胝体是连接两边大脑半球的致密神经纤维构造。当时科学家们认为，除了在物理上连接并稳定两边的大脑半球，胼胝体应该还具有相当重要的神经信息传递功能。

　　当时的美国神经外科医师威廉·凡·瓦杰能注意到，大脑若是长了脑瘤，有时会引起癫痫，而且不管肿瘤长在大脑的哪一边，都不是只会发生部分性癫痫，常常会演变为泛发性癫痫。这本不足为奇，可要是脑瘤正好长在胼胝体上，因而破坏了大部分胼胝体构造，病人的癫痫就经常只是部分性癫痫，抽搐也只会局限在半边的身体，很少会蔓延成泛发性的全身癫痫。瓦杰能心想，这是不是表示在癫痫发作时，一边大脑的电磁风暴必须要通过胼胝体这个通路，才能传到另一边的大脑，而胼胝体一旦被破坏，癫痫电流就传不过去了？那么，如果故意破坏胼胝体，切断电流传播，癫痫是否就无法延烧到另一边大脑？

即知即行的瓦杰能医师与工作伙伴很快就把他们的理论付诸实践，在一九三九年的一年里，他们为十位有严重癫痫症的患者施行了"胼胝体切开术"（corpus callosotomy），也就是把整个胼胝体从中间一切两断。因为这是世界首创的治疗方法，所以为了明白手术会不会给病人带来重大的副作用，他们特别请了心理学及精神医学的专家，在这些病人动手术之前与动手术之后，分别做了心智功能和精神状态评估，并加以比较。之后在一九四〇年，瓦杰能将这十位病人的手术成果写成论文发表。

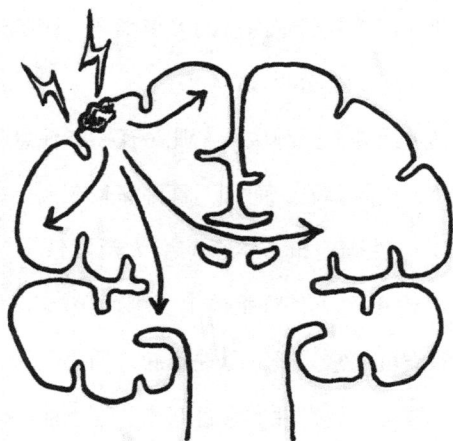

癫痫放电会经由胼胝体蔓延到另一边大脑。

胼胝体切开术这个新颖的治疗方法很快就引起了医学界与脑科学界的极大重视。那十位病人的癫痫症在手术后得到了程度不一的改善，治疗效果虽不像救命仙丹那么厉害，但也确实让一些严重的癫痫患者的病情得到了控制。不过，值得注意的是在副作用方面，这十位病人当中，仅有一位在手术后产生一点小困扰。他说："我的左手好像变得不太听话，比如说，我用右手去开门，左手就会自动伸出去要关门。但这个症状过一阵子就自己消失了，所以没有大碍。"我们今天看到上述描述，当然马上就能知道那是"异手症"（alien hand syndrome）的现象（参见下一章〈被附身的手〉）。但除此之外，这十位病人在手术之后日常生活、神智与思考都没有任何问题，前述的那些心智功能与精神状态的评估，也显示胼胝体切开术并没有造成患者任何明显的脑功能损伤。

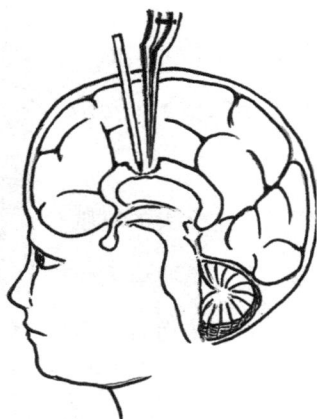

胼胝体切开术。

看到如此令人满意的结果，瓦杰能就在那篇论文中说："切断胼胝体连结的手术，并不会给病患带来任何副作用。"从此之后，瓦杰能与其他医师又陆陆续续对许多癫痫症患者做了胼胝体切开术，基本上也没有出现严重的副作用。只不过随着时间流逝，有效的抗癫痫药物不断问世，胼胝体切开术就变得越来越不重要，后来就几乎没什么人再去做了。

## 裂脑猫实验

把病人的脑袋切开，割断了好大一个构造，然后病人没有什么不对劲，这在任何人看来都是皆大欢喜的好事吧？偏偏脑科学家的思考方式与其他人不一样，他们总是在不疑处有疑。在此时，因为这个疑惑而站上了脑科学舞台的人，正是美国的神经生物学家暨神经心理学家罗杰·沃尔科特·斯佩里。

斯佩里是这么想的：这么大的胼胝体，里面神经纤维那么多，是两边大脑半球间的唯一通道，它必然传递着许多

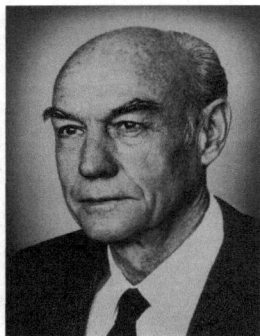

罗杰·沃尔科特·斯佩里[1]

---

[1] 罗杰·沃尔科特·斯佩里（Roger Wolcott Sperry），1913—1994，美国神经生物学家暨神经心理学家，于 1981 年获诺贝尔奖。

神经信号，绝对是重要得不得了的东西，现在把大脑里面这么重要的家伙硬生生一刀切断，然后说这对人一点儿影响都没有，有道理吗？这只有两种可能，一是胼胝体虚有其表，其本身根本没有什么重要的功能；二就是测试的方法不正确，所以测不出切断了它之后对人有什么影响。

斯佩里是非常爱做实验，又非常会设计实验的科学家，二十世纪五十年代，他在美国加州理工学院生物学系工作时，便着手进行了胼胝体切开术的动物实验，希望能弄清胼胝体到底有什么用。

斯佩里一开始用猫当实验动物，把它们的胼胝体切断，这些胼胝体被切断了的猫就被称为"裂脑猫"（split-brain cat）。斯佩里设计的裂脑猫实验，精巧到一般人很难想象，想要了解这个实验的原理，我们就必须先来恶补一下哺乳动物（包括猫与人类）的视觉神经通路的知识。

猫（以及人）有左右两条视神经，它们在连结后方脑部的途中会有一个交叉处，称为"视交叉"。两条视神经分别有一半的神经纤维经由视交叉走到对面，进入对侧大脑的视觉皮质，而另外一半的神经纤维不交叉，直接进入同侧大脑的视觉皮质。简单地说，左右两眼传入的视觉信息，都有一半会传到同侧的大脑，而另一半传到对侧的大脑，所以左右两边大脑半球会同时接收到两边眼球的视觉信息。出现在两眼的左边视野的东西，信息会传入右边的大脑半球，而出现在两眼的右边视野的东西，信息会传入左边的大脑半球。

斯佩里把猫的脑袋打开，纵向切断它的视交叉，这么一来，两只眼睛的信息就无法交叉传到对侧的大脑，那么这只猫的右眼信息就只能传到右脑，左眼信息就只能传到左脑了。但因为两边的大脑还是可以经由胼胝体互通信息，所以斯佩里把这只猫的胼胝体也切断，让左右脑的视觉信息不能通过胼胝体传递，彻底限制了这只裂脑猫的右脑只能"看到"右眼看到的东西，而左脑只能"看到"左眼看到的东西。这些裂脑猫在动过手术之后，与以往接受癫痫手术的"裂脑人"一样，行为完全正常，活蹦乱跳，乍看之下没有任何副作用。但除了裂脑猫的实验组之外，斯佩里还设置了一组控制组

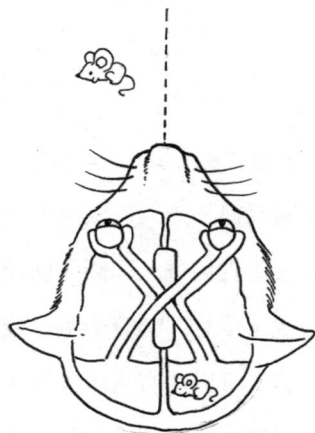

正常视神经径路的安排，会让两眼的左边视野的信息
传入右边的大脑半球，反之亦然。

的猫，它们的视交叉也被纵向切断，但胼胝体没被动刀，所以这组"控制猫"虽然同样是右眼信息只能传到右脑，左眼信息只能传到左脑，但左右脑之间却可以透过胼胝体互通信息，所以都还能"看到"对侧眼睛所看到的东西。读到这里，如果你的头还没有开始发昏，那就请接着观赏下面的精彩实验。

斯佩里先把裂脑猫的左眼遮住，然后以食物为诱因，训练它用单独一只右眼来分辨某种图样变化，答对了就有食物奖励。学会了之后，改把它的右眼遮住，让它用单独一只左眼去执行原先右眼所学会的分辨图样变化的能力，结果它做不到。接着反过来先遮住右眼，用与前一个完全相反的图样变化训练它的左眼，答对了就对它

（左）切断视交叉也切断胼胝体的裂脑猫。
（右）切断视交叉但胼胝体完好的控制猫。

进行食物奖励。学会了之后，改把它的左眼遮住，让它用单独一只右眼去执行前述左眼所学会的分辨图样变化的能力，结果它也做不到。然而在对控制猫做一模一样的实验时，控制猫却完全没有这个问题，不论是用哪一只眼学到分辨图样变化的能力，改由另一只眼来做，都做得一样好。在图样变化分辨实验之后，斯佩里又设计了触觉分辨和动作形态记忆两种训练，得到的结果与图样变化分辨的实验一样。接下来，斯佩里把裂脑猫实验移植到了猴子身上，结果裂脑猴的表现也是一样。

到这里，我们先停下来冷静想一想，就会发现这件事情太过离奇，超出了我们的常识范围。斯佩里的裂脑动物实验告诉了我们什么？它告诉我们：第一，动物的两边大脑半球可以分别独立学会技能，独立产生记忆，而完全不需要跟对面的邻居——另一个大脑半球——沟通商量；第二，在没有了胼胝体这个沟通管道时，任何一侧大脑半球所学到的技能与存储的记忆，对侧的大脑半球对此皆一无所知；第三，在两边大脑半球独立作业、互不理会的状态下，裂脑动物的机能表现好像没有受到太大的影响，照样过它的正常生活。这简直就像在告诉我们：两边的大脑半球不是一个大脑的两个部分，而根本就是两个大脑！

斯佩里所发表的一系列裂脑动物实验结果，可以说震撼了科学界。接下来很自然的发展，当然就是想看看人类的情况是否也是如此。然而要了解人类的情况可不像动物那么单纯，一来是科学家们不可能为了研究目的而去破坏人脑构造，只能利用为数不多的现成裂脑病人；二来是人的心智功能比其他动物复杂许多，必须要设计全新的测试方法才行。

## 左右大脑各行其是

时间进入到二十世纪六十年代，斯佩里因为学术成就卓著，此时已经成为加州理工学院的著名教授。一九六一年的某一天，刚从达特茅斯学院毕业的年轻心理学家迈克尔·加扎尼加，到斯佩里的办公室报到，开始做斯佩里的研究生，进行学士后研究。就在报到当天，斯佩里老师就把人类裂脑研究的题目丢给了加扎尼加，从此改变了加扎尼加的一生。

加扎尼加对裂脑人并不陌生，身为满怀研究热情的心理学家，他在达特茅斯学院高年级时，就对那些动过胼胝体切开术的癫痫病人的心智功能很感兴趣。他甚至认真思考过，在纸上设计了一些可行的实验方法，只不过一直到他毕业，都还没机会把这些方法真正运用到实际的病人身上。所以来到加州理工学院，接下这个裂脑研究任务，对他来说是正中下怀。不过当时周围的同事对他们师生俩的构想都抱着怀疑的态度，几乎没人真的相信那些病人能被检查出什么问题。众人都觉得接受过胼胝体切开术的裂脑人们，早已经被许多脑科学家检查过，证明过他们的心智完全健全，所以斯佩里教授和这位初出茅庐的研究生加扎尼加，想在这些裂脑人身上挑出毛病来，显然是在浪费病人和自己的时间。

加扎尼加的第一个人类实验对象的名字缩写是 W.J.。他是一名退役的伞兵，在第二次世界大战中被德军用枪托重击头部，因而造成了严重的癫痫症，后来接受了胼胝体切开术。设计针对裂脑人的实验方法，比起设计动物实验需要更多的创意与才智，因为这些裂脑人的胼胝体虽然已经切断，但与前面提到的裂脑动物不同，他们的视交叉还是完好的，他们每一边眼睛看到的视觉信息都会同时传到两边的大脑半球，所以没有办法借着遮住他们的一只眼睛来限定视觉信息只传入单侧的大脑半球。

人的左大脑半球，接收到的是两只眼睛的右半边视野信息（人在空间中线的右半侧看到的东西），而右大脑半球，接收到的是两只眼睛的左半边视野信息（人在空间中线的左半侧看到的东西）。所以，理论上把视觉刺激限定在病人的右半边视野，信息就只能进入左大脑半球，而把视觉刺激限定在病人的左半边视野，信息就只能进入右大脑半球。唯一的问题是，人的眼睛转动得很灵活，如何保证他不去"偷看"另外半边？对此，加扎尼加设计了非常聪明的方法，他把一个大屏幕放在病人眼前，请他盯着屏幕的中心点，然后轮流在屏幕的左半边和右半边快速闪过影像，这些影像稍纵即逝（小于零点二秒），快到来不及转眼偷看——病人在右半边视野看到快速闪过的字，这个字的信息就进入左大脑半球，但因为来不及动眼用左半边视野"偷看"，信息便无法传到右大脑半球，反之亦然。

W.J. 端正坐在那个大屏幕的前面，在屏幕的左半边和右半边，轮流闪动着转瞬即逝的不同文字、颜色和图形等。当 W.J. 看到东西时，他就要用手按下按钮，并且说出他看到的是什么东西。这是世界上第一次的裂脑人视觉实验，加扎尼加心中的紧张与期待可想而知。

最后的实验结果惊天动地，颠覆了所有人的想象：当视觉刺激出现在 W.J. 的右边视野（进入左脑）时，他马上就正确无误地讲出那个字或图形是什么，并且用右手按下按钮（因为左脑控制右手）。但是当视觉刺激出现在 W.J. 的左边视野（进入右脑）时，他说他什么都没看见，可是与此同时，他的左手却正确无误地按下按

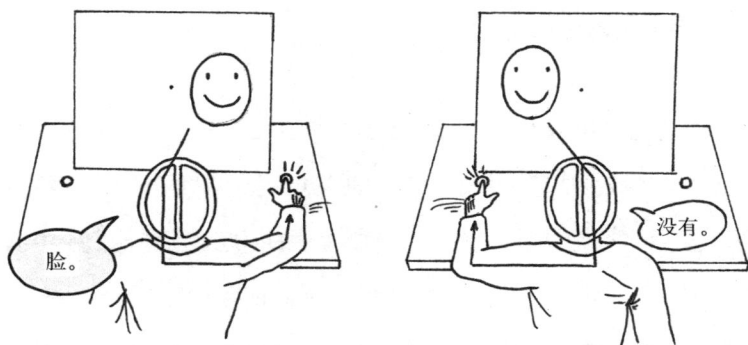

裂脑人 W. J. 的右边视野（左脑）看到人脸，右手按下按钮；
左边视野（右脑）看不到人脸，但左手也按下按钮。

钮（因为右脑控制左手）。当加扎尼加看到这个结果时，感到无比震惊。他事后回忆："那一瞬间发生的事情永远凝结在我的记忆之中，任何其他事物都不能取代。"

W.J. 的反应代表了什么意思呢？要知道我们的语言功能在左大脑半球，所以 W.J. 用左大脑半球看到东西时，他可以正确说出那是什么，并且用右手按下按钮，表示左大脑半球看到了。而他用右大脑半球看到东西时，因为右大脑半球不会说话，而负责说话的左大脑半球真的没有看到那东西，当然就会说没有看到东西。但"嘴巴说没有，左手却很诚实"，左手受右大脑控制，右大脑半球知道明明看到了东西，所以就正确地按下了按钮。这个惊人的矛盾现象证明了裂脑人的左右两边大脑半球完全不知道彼此看到了什么，也完全不知道彼此在做什么。

## 说谎的人左脑发达？

加扎尼加在 W.J. 身上所做的实验打开了一扇大门，通往全新的脑科学领域。从那时开始，人类的两边大脑半球的独立性已经明确，这让科学家们想到了有更多需要解答的问题，所幸他们手中也有了可以开始解答它们的工具。我们独立的两个大脑半球，究竟是具有一模一样的功能，只是作为彼此的备份呢，还是各自有它所擅长的工作，不能互相取代呢？比如说，大家都已经知道语言功能是由左大脑半球负责，但是右大脑半球难道就完全是"文盲"吗？语言之外的功能呢？那么多种心智功能，是平均分布在两个大脑半球，还是像语言一样倾斜到一边呢？这些问题的答案，当时无人知晓。但裂脑人提供了独一无二的机会，让科学家们开始窥见这些奥秘。加扎尼加与斯佩里在接下来的许多年里，持续对裂脑人进行研究，渐渐地，世界上许多脑科学家也加入了这个行列。

加扎尼加的另一位裂脑人病患，是个年仅十三四岁的男孩子，名字缩写是 P.S.。在一次实验中，加扎尼加向 P.S. 提出一个问题："你最喜欢的女孩是谁？"，然后请他分别讲出与写出答案。但"女孩"这个词，只用文字快闪的形式出现在 P.S. 的左边视野（右大脑半球）。P.S. 耸耸肩，表示他没有看到问题，然而同时他却不由自主地发出了"咯咯"的轻笑声，然后左手写出了"丽兹"（L–I–Z，女孩的名字）。他的左大脑半球没有看到文字，当然就表示没看到问题，但右大脑半球确实看到了问题，并且还看懂了，虽然说不出话来，却能指挥左手写出女孩的名字。这是首次有人能够证明，人的右大脑在没有左大脑的帮助之下，仍然具有部分语言能力。此后多年间，在累积了在此基础上进一步对其他裂脑人所做的语言测试之后，科学家终于得出了结论：右大脑半球其实也能够理解较简单的词汇与语法。

P.S. 十五岁时，加扎尼加给他做了更复杂一点的实验。他先在桌上摆了一堆卡片，每张卡片上画着一个物品，彼此互不相干，然后请 P.S. 从中挑选"与屏幕上所看到的影像有关联性"的卡片。加扎尼加在 P.S. 的右边视野（左大脑半球）闪过一个鸡爪的影像，而在 P.S. 的左边视野（右大脑半球）闪过一个房子被埋在雪里的影像，P.S. 很快就用右手（左大脑半球）挑出了桌上一张画着公鸡的卡片，用左手（右大脑半球）挑出了桌上一张画着雪铲的卡片，到此为止都在预料之中。可是当加扎尼加试着问 P.S. 为什么看到了鸡爪，却会挑出那张不相干的雪铲图像时，他的答复却出乎加扎尼加的意料。加扎尼加本来预期 P.S. 负责说话的左大脑半球根本没有看到雪景，所以 P.S. 被要求解释为什么挑了雪铲时应该会很困惑，无话可说才对。没想到 P.S. 当时眼都不眨一下，马上回答："这还用问吗？鸡爪不是属于鸡的吗？那你要有把铲子，才能清理鸡舍呀！"这个意外的回答引起了加扎尼加的好奇，所以他后来又找其他裂脑人做了同样的测试，也同样得到了印证。加扎尼加推论，我们的左脑除了会说话之外，还担任着"解释者"的角色——左脑时时刻刻想要解释所有外在的信息，将它们融合为完整而合理的世界，哪小白在面临无可解释的矛盾时，也要想办法把它解释到合理为止。这么看来，那些说谎不打草稿，或者善于伪造开心的回忆来自欺的人，左大脑半球恐怕都特别发达。

斯佩里与加扎尼加，以及其后的许多团队，多年持续研究裂脑人，不断揭开前人想都没想过的大脑奥秘。就像加扎尼加回忆自己刚踏入这个领域时的感觉："我们就好像在满满是鱼的养殖池里垂

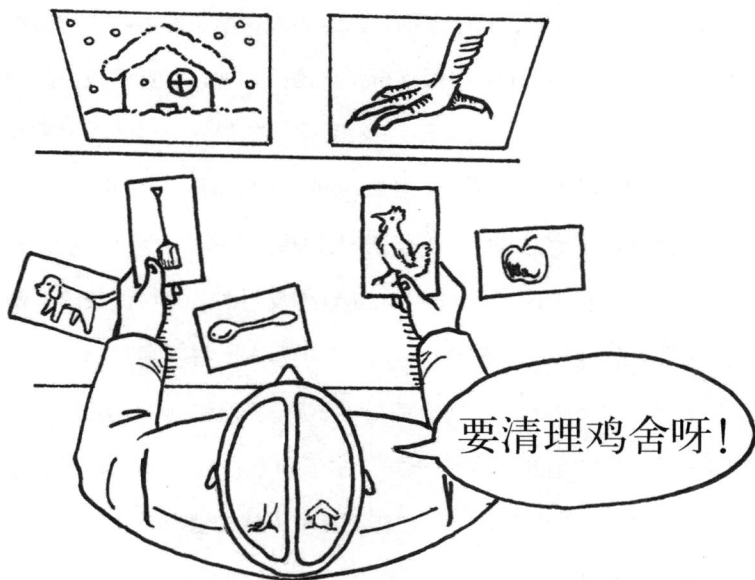

裂脑人 P. S. 对雪铲与鸡爪产生连结。

钓，随便把钓竿抛出去，马上就有大鱼上钩。"即使到了几十年后，新的裂脑人研究还是经常为科学家们制造惊喜。除了前文提到的经典实验之外，在此可以简略地再提几个有意思的发现。

## 大脑的演化之妙

在运动功能方面，科学家们发现裂脑人在学习需要两手协调配合的新技能时，比正常人要困难得多。这很合理，毕竟两边大脑间的联系管道被切断了。但真正妙的在后面，如果让裂脑人学习需要"两手各行其是"的动作技巧，裂脑人的表现反而明显比正常人好。这个实验方法很有意思：一般正常人如果想要同时用两手拿笔画图，只有当两个图形一模一样，或是镜像反射时，才会比较容易做到，若是两个图形完全不同（例如"左手画方，右手画圆"），除了周伯通和小龙女之外，任何人都很难做到。可是裂脑人实验发现，裂脑人就像周伯通和小龙女一样，左手画方、右手画圆做得非常好。这表示我们的两个大脑半球在不互相干扰的情况下，有能力分别发展出完全独立的动作技巧，而且裂脑人比正常人要更有效率。

在空间认知方面，实验发现，凡是牵涉到"空间概念、相关位置"的工作，让裂脑人的左脑（右手）来做，表现总是很差，但同样的工作改用右脑（左手）来做，表现就很好。这表示除了语言功能已知主要由左脑负责之外，空间概念则是右脑的本职学能。

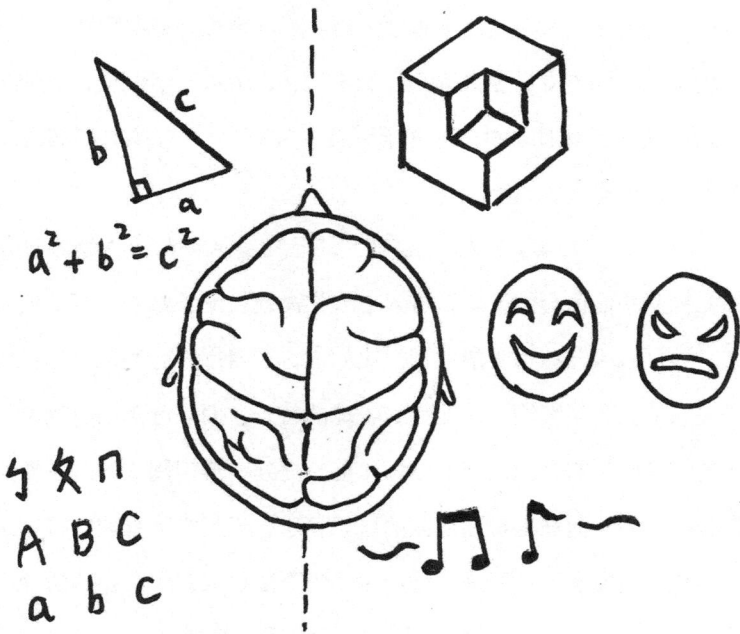

裂脑人实验阐明了人类两侧大脑半球的本质差异。

　　除了空间概念以外，实验也发现，辨识别人的脸主要是右脑的功能。有趣的是，进一步的实验又发现，辨识自己的脸却主要是左脑的功能。这些实验发现一再告诉我们，人的两边大脑半球不但是可以独立运作的个体，甚至它们主要负责的工作也截然不同。

　　裂脑人实验揭示了诸多脑科学新发现，让它的创始人罗杰·斯佩里获得了一九八一年的诺贝尔生理学或医学奖，得奖理由是"对大脑半球功能专业化的发现"。斯佩里于一九九四年过世，他的学生兼长期研究伙伴加扎尼加则研究裂脑人至今，持续时间超过了五十年，依然常有成果。

　　近期裂脑人实验所探讨的内容，已经超越了两边大脑半球的独立性及功能区分的课题，进入了人类高级智能（甚至感情）的领域，并且有了一些初步的发现。比如说，逻辑推理、问题解决与因果关系的抽象思考能力是左大脑半球的特长，而人际互动、判断别人的情绪则是右大脑半球的本领（前文提到，辨识别人的脸主要是右脑的功能，而懂得辨别他人的喜怒哀乐，正是人际互动的根本）。这些科学的发现传扬开来，就产生了当下普通人口中和媒体所流传的通俗看法："左脑是理性的大脑，右脑是感性的大脑。"这说法虽是过度简化，甚至有点哗众取宠，但其根源却来自超过五十年的科学工作累积。

　　说到底，我们的大脑当初是怎么形成两边半球各行其是、各司其职的样貌的呢？研究裂脑人超过五十年的加扎尼加认为，这要从物种演化和个体发育"空间利用"的方向去思考。大脑有可塑性，该可塑性在脑子越年轻时越强。对于脑里面装着的种种功能，我们可以把它们想象成陆续塞到脑子这间房子里面的家具。胎儿在还没出生之时，就已经有身体与肢体的动作，也能感受到周围的声音与触感，因此大脑早已经被装进了运动与感觉的功能，左半球负责右边身体，右半球负责左边身体。但出生前没有语言功能，出生之后，孩子接触到语言，开始学讲话时，语言与逻辑这些功能就要在大脑里找位置塞进去。同样，开始学习辨识人脸时，也要在脑中另找个空位置塞进去。之前已经塞了东西的位置，若没办法再塞，就只好把空间省着用。比如说，语言的功能产生时，大脑已经有点挤了，但没办法把它平均塞到两边，那就只塞到左大脑好了。辨识人脸的功能呢？就塞到右大脑好了，节约有限的仓储空间。

如果右脑需要用到语言，或是左脑需要辨识人脸怎么办呢？不是有胼胝体这条高速通道在吗？想用的时候，马上到对面去取就好了。这是大自然的演化之妙，按原先的设计，两边大脑虽然塞着不一样的东西，但由于彼此的交流十分顺畅，根本不可能将它们区分开来。大自然当初定不会料到，还会有胼胝体被切断的裂脑人这种"新人种"出现。

回到最初的问题：我们拥有的人格与自我只有单一一个吗？还是其实每个人都拥有两个不同的人格与自我，只是因为有胼胝体的存在而看不出来？目前这个问题当然还没有答案，主要是因为到底

"人格"是什么，而"自我"又是什么，到现在为止还无法定义得很清楚。但是越来越细致的脑科学研究，越来越多对脑的本质的了解，终将迫使我们直面这些问题，并探索其答案。

裂脑人实验的成就可以说明，脑科学研究的突破，除了长期的努力之外，更需要相当丰富的创意。裂脑人研究的先驱斯佩里就曾在他的学生——裂脑人研究集大成者加扎尼加——年轻时，对他耳提面命：

先尝试就对了，在你得到自己的观察结果前，先别去看前人的结论，要不然你可能就会被别人的定见所蒙蔽了。

对于任何有意探索新知识的研究者来说，这段话应该可以当作重要的指引。

# 被附身的手

———

人对自己肢体的"拥有感"竟非天经地义，颠扑不破？

我们从出生就有会动的四肢，并且对大部分人来说，手脚会跟着自己一辈子，听从大脑指挥，学会各种各样的新技能，做出任何我们想要它们做的事，不是吗？换句话说，对我们而言，双手双脚是"我"这个个体密不可分的部分，我们对它们听从指挥并执行这件事习以为常。所以，应该很少有人会去想象，假如有一天一只手忽然脱离了控制，拥有了自己的意志，随意做它自己想做的事，甚至攻击主人吧？

在一九六四年出品、由斯坦利·库布里克（Stanley Kubrick）执导、彼得·塞勒斯（Peter Sellers）主演的经典电影《奇爱博士》（Dr. Strangelove）中，主角奇爱博士的身上就发生了难以想象的事——他的右手不听指挥，会自己做出种种怪异的手势，胡乱挥舞，甚至还会掐住他自己的脖子，逼得他要用左手强力拉开它，以免自己的右手把自己掐死。

在另一部一九八七年出品的恐怖片，即由山姆·雷米（Sam Raimi）执导、布鲁斯·坎贝尔（Bruce Campbell）主演的《鬼玩人》（The Evil Dead）中，男主角的右手被邪灵附身，不断攻击自己，逼得男主角不得不"壮士断腕"，忍痛把自己的右手切掉，装上电动链锯，对邪灵展开反击。

## 手有了自己的意志？

自己的手不听自己的指挥，做出种种奇怪甚至危险的动作，这

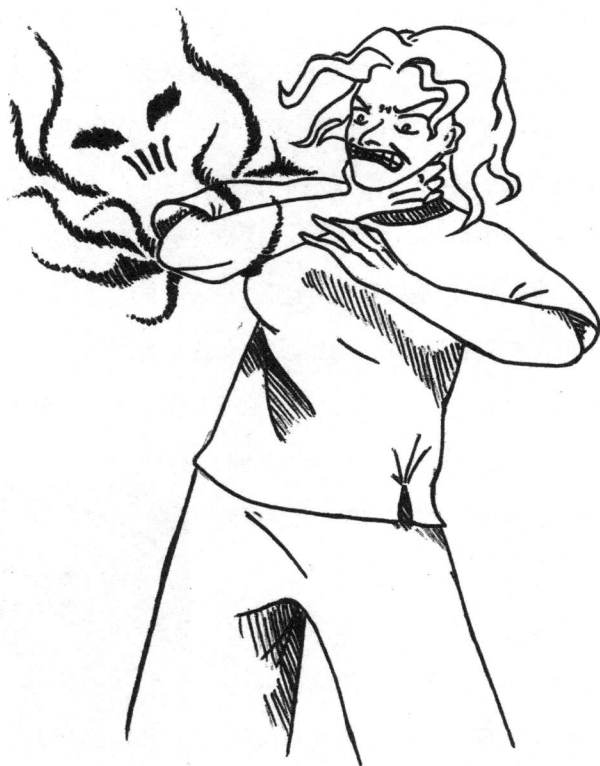

有如邪灵附身的怪手。

种情节按理说只应该在幻想或恐怖电影中才会发生。然而，大师级的德国神经科医师寇特·郭德斯坦在年轻时真的遇到了这种不可思议的怪事。

一九〇八年，三十岁的郭德斯坦收治了一位五十七岁的女病人，这位病人说她的左手"拥有自己的意志"，会不受控制地动来动去，碰到了什么物品就自动把玩一下，如果眼睛不紧盯着，根本就不知道自己的左手正在干什么。更恐怖的是，这只手好像怀有恶意，与奇爱博士的右手一样，时不时会掐住这位女士的喉咙，迫使她要用另一只手来拉开它。事实上，这位女病患真的就对郭德斯坦医师说："这只手一定是被邪灵附身了！"

年轻而赫赫有名的郭德斯坦医师，对这个奇异的现象也感到困惑不解，不知该怎么去治疗它，于是他就像任何一位具有研究精神的医师一样，把这个看不懂的怪异病例写成了论文，刊登在德国的神经及精神科期刊上。

郭德斯坦虽然首度针对这个症状发表了论文，但他并不是第一位见识到这类怪异疾病的医师。在他发表这个病例的前几年，同在德国的另一位神经科暨精神科医师雨果·卡尔·利普曼就曾描

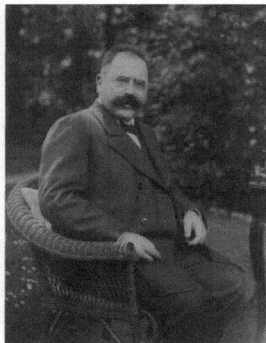

雨果·卡尔·利普曼[1]

---

[1]  雨果·卡尔·利普曼（Hugo Karl Liepmann），1863—1925，德国神经科暨精神科医师。

述某病人的类似症状："他的左手做什么都很正常，但右手会自己做些不相干的动作，比如倒水的时候，左手才刚拿起水瓶，右手就把空杯子凑到了嘴边，右手还常常自行把左手拉到身前，然后拍起手来。"在利普曼医师与郭德斯坦医师的报告发表之后，也有其他医师陆陆续续发表了类似的病状。这种怪病虽然并不常见，但由于太过"光怪陆离"，所以引起了医学界的注意。从二十世纪四十年代到六十年代间，接连有不少相关的病例发表，但直到一九七二年，才由法国的布里翁（Brion）与杰帝纳克（Jedynak）两位医师，在他们发表的法文论文中，整理了一些病患的症状，然后为这种怪病定下了"异手症"的病名。

## 大脑扁平电缆出了问题

异手症的症状在旁观者看来，已经够令人惊诧的了，可想而知，患者本人体验起来更是非常恐怖。曾有病人这样描述自己的症状："我当时正在坐公交车，发现有一只手从我的右后方伸过来，想要抓住我。它牢牢抓住了我的裤腿不放。起初我以为有人在攻击我，可是随即发现，那是我自己的右手。奇怪的是，我的眼睛明明看到那是我的手，心里却总感觉不是。后来那些手指做出爬行的动作，接着整只手臂也跟着抽动起来。我实在控制不了它，最后只好用我的左手把它抓紧，将它压制下去。"

　　虽然异手症不时见于文献，但在现实中却十分罕见。我自己在多年的神经科医师生涯当中，也只看过四五例而已，而且大多数是脑中风所导致的。每一位病人的临床表现都很"精彩"：有的病人的手会大幅度挥动，做出种种怪异手势；有的病人的手会自发性摸索周边的任何器物，摸到了就紧抓不放，或者做出要使用那器物的动作；还有的病人在想要用正常的那只手做事的时候，另一只"异手"就会过来捣蛋干扰，不让它完成。

　　异手症在不同病人身上的症状都稍有不同，然而其共同的特征就是：第一，病人觉得那只手不属于自己；第二，对于那只手做出的动作，病人自己不知道也不能控制，犹如受到他人操控一般。奇妙的是，如果去碰触病人的那只异手，或者用针刺它，病人还是有正常的触觉与痛觉，但他偏偏就"认定"那只手不属于自己。除了这些共通的认知异常之外，异手症的种种症状表现就如前文所描述那样各有不同。

　　异手症对脑科学的贡献，并不只是症状精彩，提供谈资。它最重要的贡献是，这样奇特的病例大大刺激了医师与科学家去思考：神奇的异手症到底是如何产生的呢？大脑对身体的控制，是不是还有很多我们所不知道的秘密呢？

　　在历史上有案可查的异手症病例中，很多都是接受了胼胝体切开术的病人。前文〈大脑的两个灵魂〉已介绍过胼胝体切开术，就是把病人脑中连结两边大脑半球的胼胝体切断。如果把两个大脑半球想成是两部超级计算机，胼胝体就是一大把扁平电缆，它连接起两边的主机，好让彼此能互相传递信息。像这么重要的构造，医师当然不可能随意去切断它。所以，胼胝体切开术的发明是不得已的，是为了控制顽强型癫痫症。癫痫是大脑异常放电，这种异常电波会经由胼胝体这个扁平电缆，从一边大脑半球"传染"到另一边，造成癫痫病情的恶化。所以，在有效的抗癫痫药物问世之前，胼胝体切开术就是防范癫痫电波由一边大脑蔓延到另一边的"没有办法中的办法"。

除了接受过胼胝体切开术的病人可能产生异手症后遗症之外，其他像胼胝体生长肿瘤、胼胝体中风等，也都可能产生类似的症状。前文所提到的为异手症命名的布里翁与杰帝纳克两位医师，他们所见到的就是一些胼胝体长瘤的病人。

总而言之，许多异手症患者的病因都与胼胝体被破坏脱不了关系。这让脑科学家与神经科医师开始思考：异手症的肇因是否是由于两边大脑半球之间的联系沟通出了问题？为什么两边大脑半球之间的沟通不良，会造成一只手不受掌控呢？

这就牵涉到大脑半球的"优势"现象。

## 脑公司的决策、设计、生产与品管

大脑半球的优势，是怎么一回事？虽然人类的两个大脑半球的大小和形状都差不多，就好像是一模一样的反射镜像，但实际上它们各自擅长的事情不太一样。它们有点像两位合作无间的伙伴，长处却各不相同。一边的大脑半球，对于自己所擅长的那项工作而言，就是占有优势的半球，称为"优势半球"（dominant hemisphere）。比如说，绝大多数人的语言功能都在左大脑半球，所以大多数人的语言优势半球就是左半球。而绝大多数人的肢体动作功能也以左半球为优势半球，左半球管理的是右边手脚的动作，这就是为什么大多数人的右手都是"优势手"（dominant hand），比较灵活，而只有少数人是左利手。

虽然按理说，两边的大脑半球都独立指挥对侧的那只手，然而实际上优势半球除了指挥优势手之外，它对那个掌管非优势手的非优势半球，也有一定程度的掌控。在这样的统一指挥之下，两边的手才不会各自为政，互相干扰，也就是"天无二日，国无二君"的道理。而优势半球（通常是左半球）对非优势半球（通常是右半球）传达掌控命令，就非经过胼胝体不可。所以，胼胝体一旦被切断了，非优势半球顿时就接收不到优势半球的掌控命令了，自然也就不管优势半球，自己做自己的老板，闹起了独立。忽然自己当家作主起来的非优势手，就立刻兴高采烈地乱动起来，甚至去干扰优势手想要做的动作，成为异手症中的那只"异手"了。

这个"因失联而失控"的理论曾一度被认为可以完美解释胼胝体切开术病患会发生异手症的原因。但是随着异手症的病例越来越多，以及大脑的影像检查技术越来越进步，有很多新的问题就产生了。比如说，有不少异手症病患的胼胝体根本就没事，而是脑的其他位置有所损伤，还有一些患者的异手症发生在他们的优势手，而不是非优势手。对这一部分病人来说，"非优势半球因为失去掌控而闹革命"的假说显然就说不通了。所以这又激发了专家们进一步去想象与研究。

我们肢体的动作，例如伸手去拿一杯水，看似简单不假思索，实际上却相当复杂，需要动用到大脑许多区域中的无数神经元的交互作用，才能克竟其功。近年来，机器人的发展非常快速，日趋成熟，然而光是要机器手臂拿起水杯这一项技术，就让科学家绞尽脑汁，要写出极复杂的程序，再使用极庞大的计算机运算能力才能做到，更不用说那些更精细的动作了。人类的大脑对肢体的控制机能，比起任何超级计算机都要更神秘，所以，想要破解它没有那么容易。而正是针对异手症这个特异症状的研究，帮助了脑科学家们进一步窥见大脑指挥肢体动作的奥秘。

医学造影技术的进步，可以让临床医师和神经科学家比以往更加精确地定位出异手症病人脑部受损的区域。他们发现，除了胼胝体之外，异手症最常见的病变位置是在额叶，尤其是额叶的内侧。另外，有少数异手症病人的病变位置则在比较靠后面的区域，包括顶叶，甚至是枕叶。这些位置都是所谓"动作相关区域"（motor association areas），而非主要运动皮质区。

另外，二十一世纪以来，功能性磁共振成像的技术渐渐成熟，被广泛应用在脑科学的人体研究中。它可以在正常人的肢体做任何动作，甚至仅在开始产生动作的意念时，实时看到相对应的脑部活动。因此，我们对于肢体做出动作之前、当时、之后，大脑分别发生了什么，就有了更清晰的概念。

直接指挥手臂的肌肉收缩出力的，是脑的主要运动皮质区，然而整个动作的设计、启动，以及全部动作过程中的监控，牵涉到的则远远不止主要运动皮质区，而是还需要靠前述所有的动作相关区域与主要运动皮质区相互配合才行。

打个比方来说好了。假设大脑是一家大公司，它的产品之一是"拿起一杯水"，那么额叶就是公司的老板兼企划，他决定要做这个产品，然后又指定了整个产品的规格要求；主要运动皮质区就是生产部，负责实际动作，产出"拿起一杯水"这个实物；而顶叶与枕叶这些区域则是品管部，负责实时监控产品制造过程中的每一步，查看有没有符合老板的要求，并随时指示生产部加以修正。

如果决策、设计、生产与品管都没有问题，我们就可以期待"拿起一杯水"这个产品最终出来时是相对完美的。但若是最后出现了"手够不到杯子""手拿不动杯子"或是"手把杯子打翻了"这些瑕疵品，我们就可以断言在这个公司的决策、设计、生产与品管当中有一个或多个环节出现了问题。有经验的观察者通常也可以通过这个瑕疵品的缺陷特征来回推当初到底是哪些环节出了问题。

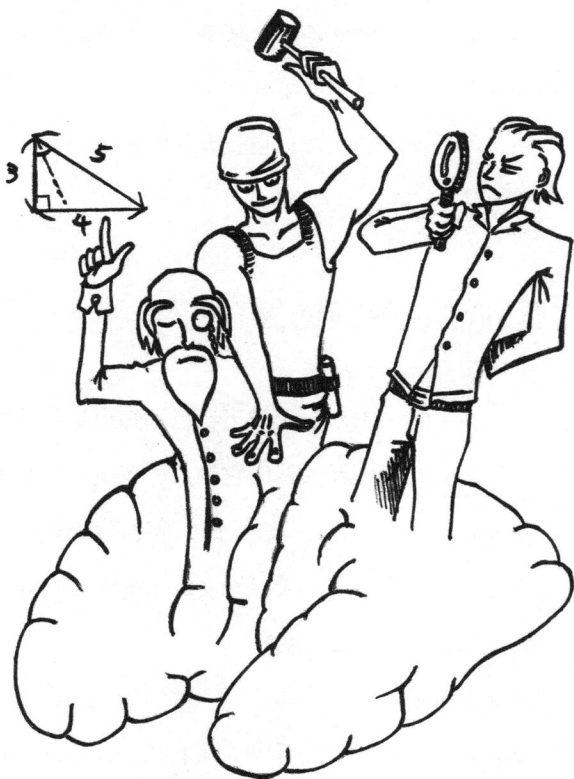

动作的顺利执行需要大脑各区共同协作。

这个概念让脑科学家对于动作相关区域的病变所造成的异手症，有了更深入的了解——额叶有了病变损伤，就如同上文所说的那家公司的老板生病了，停止了产品的决策与企划，然而作为生产部的主要运动皮质区却照样开工，所以会生产出种种缺乏规划、随便制造、不知何时该动何时该停的"瑕疵品"动作。而若是负责品管监控与回馈的顶叶与枕叶因有了病变损伤而停工，则会让老板完全无法知道生产的动作是否正确，也就无从修正，同样会导致自发性的紊乱动作。

## 以假乱真的橡胶手错觉

至此，异手症症状中的"病人做出自己不知道也不能控制的奇怪动作"这一点大概有了解释。然而它的另一个主要症状——"病人觉得那只手不属于自己"，又是怎么回事呢？我们觉得自己的手属于自己，难道不是与生俱来、天经地义的事吗？难道连我们对自己身体的"拥有感"都可以被改变吗？

美国匹兹堡大学精神医学科与心理学科的两位学者马修·波特维尼克（Matthew Botvinick）与乔纳森·科恩（Jonathan Cohen），在一九九八年设计了妙不可言的实验。他们的实验结果，及其后许多脑科学家依据这个实验原型所设计的类似实验的发现，颇有"毁三观"的效果。这实验名为"橡胶手错觉"（the rubber hand illusion），实验方法非常简单，不需要复杂的仪器，有兴趣的读者可以找自己的朋友当实验对象试试看。

实验过程基本上是这样的：让受试者坐在桌前，两只手都平放在桌面上。把他的一只手（比如右手）用布盖起来或用遮板隔开，让受试者自己无法看到，然后在靠近身前的桌面放一只橡胶假手来顶替被遮挡的右手，将其根部盖住，前端让受试者看到。接着用两把毛刷同步去刷受试者被遮起来的真右手与眼前的橡胶右手，刷了几分钟之后，奇妙的事发生了，有高达八成的受试者会开始认为那只橡胶右手是自己真正的右手。若此时把受试者的眼睛遮起来，请他用左手指出自己右手的位置，他所指位置会更偏向那只橡胶手。而你若拿根针作势扎向那只橡胶手，他会尖叫着把他那只真右手抽回。

橡胶手错觉实验制造出的错觉非常不可思议，完全违背一般人的直觉。我们平时都理所当然地以为，属于我的肢体就是属于我的，没有人能够骗倒我，想让我相信我的手不是我的手，根本办不到。可是事实上只要施以几个简单的针对视觉与触觉的欺骗伎俩，就能够让大部分人"抛弃"对自己真手的拥有感，而把它"转移"到一只橡胶假手上。

这应该是首次有人证明，人对自己肢体的拥有感并非天经地义，颠扑不破，而是可以转移的。后来有科学家把橡胶手错觉实验与功能性磁共振成像技术相结合来进行检查，发现在橡胶手错觉产生时，大脑皮质的活动会出现诸多变化，包括额叶活动的改变；而在那只假手"即将受伤"时，大脑也会产生真实的恐惧反应和退缩的企图，这证明了在那个瞬间大脑完全相信了那个"以假乱真"的错觉。

这些脑科学的证据让我们知道，我们对自己身体的拥有感与自我感不是固定不变的，而是动态的。它需要经常依赖身体周边的信息，包括视觉、触觉等的回馈来维持。当这些回馈被扭曲时，大脑对自己身体的认知就会随着改变。

回到异手症病人觉得那只手不属于自己的问题，答案可能就在这里。因为这些病人大脑有病变，导致他们明明看到了自己那只手，却完全无法控制那只手，甚至也无法从这只失控的手得到正确的感觉回馈。为了消除这种感官间的矛盾，大脑只好修改身体认知，自己欺骗自己，以求得知觉的统一，最后放弃对那部分肢体的拥有感，所以病人就觉得那只手不是自己的了。

异手症是奇特、罕见却又迷人的症状，一直到今天为止，我们对它也还没有完全了解。但正因为对它好奇而不断寻找其答案，才让我们对大脑这个充满了谜团的宝库，又有了更深一层的认识。脑科学和其他科学学科一样，它进步的动力通常都来自于人类的好奇心。

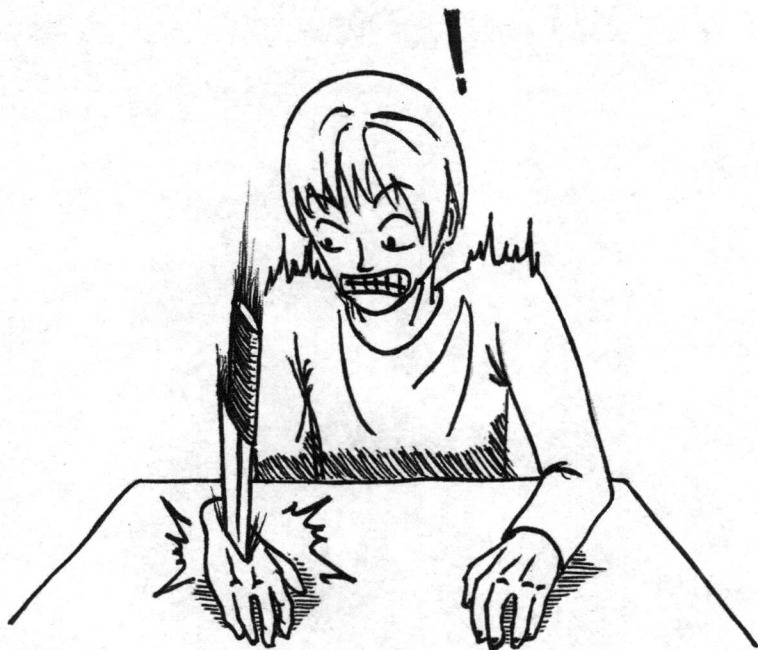

橡胶手错觉。

# 感情的脑科学

————————

感情跟记忆与语言一样都是脑功能的一种，
在大脑里面有专属的位置与生理机制。

人们对大脑的了解并非一蹴而就，而是经过了长期的探讨与不断的试错。大致上来说，从十六世纪开始，欧洲的科学家与医学家才普遍认识到，大脑是人类智能的所在。其后在这个基础之上，对记忆、语言等大脑功能的科学研究渐渐兴盛起来，才让人们对大脑的高级功能有了越来越清楚的认识。

然而"感情"呢？感情也算是脑的一种功能吗？人们对感情的态度，相较于对记忆、语言等脑功能来说，有什么不同呢？感情是从什么时候开始引起了脑科学家的注意，而科学的研究又是如何让我们更加了解自己的感情的呢？

## 感情要如何研究？

人类的感情细腻而多样，甚至到目前为止，专家对于我们到底拥有多少种感情，还是莫衷一是。中国古代有"七情六欲"的说法，这当中的"七情"，就是说人的感情分成七种——喜、怒、哀、惧、爱、恶、欲。十九世纪的美国心理学家兼哲学家威廉·詹姆斯[1]，把人的感情只分为恐惧、哀伤、爱与愤怒这四种"基本款"。在二十世纪九十年代，美国心理学家保罗·艾克曼[2]把人类的基本

---

[1] 威廉·詹姆斯（William James），1842—1910，十九世纪后半叶的思想家，被尊为"美国心理学之父"。
[2] 保罗·艾克曼（Paul Ekman），1934—　，美国心理学家，被誉为二十世纪最杰出的百位心理学家之一。

感情扩充到六种：愤怒、厌恶、恐惧、快乐、哀伤与惊讶。此后，这个感情"清单"变得越来越详细，也越来越庞大，还有心理学者把感情细分为十五种，甚至三十几种之多。由此可知，人们对感情的本质及其涵盖范围，一直都还没有定论。

相对于其他高级脑功能的研究来说，感情的科学研究明显起步得比较晚，研究数量也比较少，这无疑是很奇特的事。因为，姑且不论人类的感情到底可以细分到什么程度，感情对人类的重要性绝不亚于其他大脑功能，包括愤怒、恐惧、快乐、惊讶在内的种种感情，都对人类有着极大的影响。人在许多关键时刻所做的决定，与其说是基于理智的判断，不如说更取决于当时的感情。甚至人类历史轨迹中的许多重要转折，也都起因于少数人的感情反应。综上所述，进一步了解人类感情的必要性不言而喻。

感情的科学研究起步较晚的原因，一部分在于比起语言、记忆、学习能力等大脑功能来说，感情的定义更不明确，也比较难以捉摸，所以它的科学研究难度要更高。并且大多数人因为对感情的切身感受十分深刻，所以在心理上比较难用客观的科学态度把感情与其他脑功能等量齐观。正因为这样，一直到十九世纪，人类的感情都还只是形而上的、仅限于哲学家或社会学家讨论的题目。

# 达尔文研究演化也研究感情

　　要追溯人类的感情是如何由形而上的感受转化成可以用科学来研究的脑功能，就必须先提一下伟大的英国自然学家、地质学家兼生物学家查尔斯·罗伯特达尔文。达尔文创造了进化论，从此改变了全人类对自己这个物种及整个生物史的看法。继他的《物种起源》（*On the Origin of Species*, 1859）和《人类的由来》（*The Descent of Man and Selection in Relation to Sex*, 1871）这两部惊天之作发表后，达尔文第三部阐明进化论的著作是《人类和动物的情绪表达》（*The Expression of the Emotions in Man and Animals*, 1872）。

　　在《人类和动物的情绪表达》这本书中，达尔文综合了三十多年来对人类和动物感情的研究，提出两个原创性见解：第一，人类与各种动物在表达情感时的脸部表情出奇地相似，例如悲伤时流泪，愤怒时露出牙齿；第二，特定的几种基本感情（愤怒、恐惧、惊奇与悲伤），跨越了文化甚至跨越了物种，共通地存在于不同的人种与不同的物种之间。达尔文的这两个见解激起了其后许多学者对感情的脑科学的研究兴趣，对行为科学与神经科学的影响既深且远。

　　既然知道感情是跨文化与跨物种的，非人类所独有的普遍现象，那么我们就不得不承认，感情并非玄虚之物，它也是伴随着进化而来，是对物种的生存十分必要的脑功能。感情既然属于脑功能，那么就与记忆或语言等其他脑功能一样，在大脑里面一定也会

有负责感情这个脑功能的特定位置与特定生理机制。那么，我们要
用什么工具来研究它呢？

　　与达尔文同时代的十九世纪脑科学家和医师，对于大脑功能的
认识，大多集中在大脑最显眼的外侧表面上。例如前文介绍过的法
国医师、解剖学家兼人类学家皮埃尔·保罗·布罗卡，就发现在左
脑的外侧表面有一块脑皮质负责我们的语言功能，所以这一块皮质
后来就以他的名字被命名为"布罗卡区"（参见〈听大脑说话〉一
章）。而对于藏在大脑的内侧及深处的那些部分，包括海马旁回、
扣带回与隔区等部位，也就是我们今天所称的"边缘叶"，到底负
责什么样的功能，当时很少有人去注意。

　　除了发现语言区之外，布罗卡对语言之外的大脑整体功能也充
满了好奇。由于身兼人类学家的角色，他对大脑的思考深度远远超

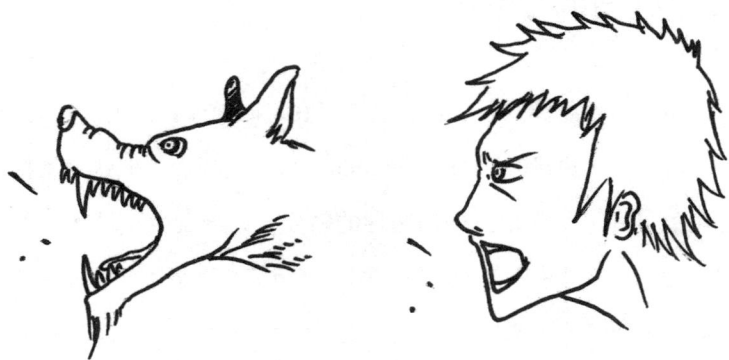

达尔文发现表达情感的脸部表情是跨物种的。

过一般医师。布罗卡研究了超过三十种灵长类与非灵长类动物的大脑构造，将它们与人类的脑相比较。他首先认识到，不管是灵长类动物，还是所谓更"低等"的动物的脑，虽然各个部位的大小、分布各自不同，但基本的构造模式是相同的。所以布罗卡就提出，不同动物物种的脑结构其实都基于相同的模块，只有程度上的差别，而没有本质上的相异。这在当时是非常先进并挑战传统的看法，尤其对于宗教信徒和人类至上主义的信奉者来说，无疑是思想上的革命。

接着，布罗卡再同中求异，发现在包括人类在内的灵长类动物大脑中的嗅叶和扣带回的前半部分，比非灵长类动物会因萎缩更微小化；但相反地，额叶在灵长类动物脑中要比在非灵长类动物脑中硕大、发达许多，尤其是人类，额叶巨大化的特征更是分外突出。

## 找出感情的控制区

布罗卡独到的观察，让他发表了在当时前无古人的惊世论点，就是所谓"大边缘叶"（great limbic lobe）的概念。他认为动物在进化的过程中，为适应个别物种的需要，大脑发生了结构上的变化。对人类这种最高等的动物来说，高级智能是最重要的，因此掌管最高级智能的大脑额叶就变得更为发达；而相对地，掌管嗅觉的嗅叶对较低等动物的生存特别重要，其重要性不亚于人类的额叶，

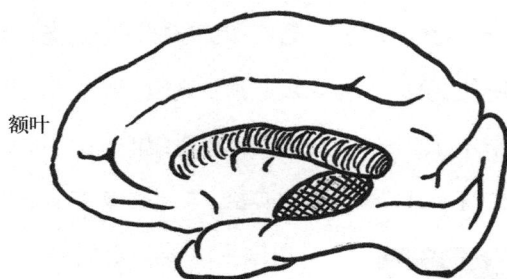

狒狒脑

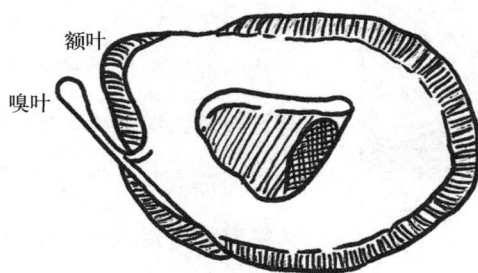

水獭脑

灵长类动物的嗅叶萎缩，而额叶则比非灵长类动物大得多。

所以低等动物的嗅叶就变得发达起来，而不重要的额叶就变得很小。布罗卡想，既然人类发达的大脑额叶负责着"理性"的层面，那么藏在大脑的深处而与大脑外侧表面相比极不发达的大边缘叶，就应该是掌管"非理性"（兽性、直觉性）的"感情"了。

布罗卡的理论根据是大脑在演化过程中形态的变化，虽然言之有理，但只能算间接的证据。若想印证感情这个功能真的是由大脑的某些部位所产生的，科学家就必须找到因大脑变化而导致感情变化的直接证据才行。在十九世纪到二十世纪的前大半，这样的科学证据主要来自两方面：一是动物实验，二是脑病变的病人。

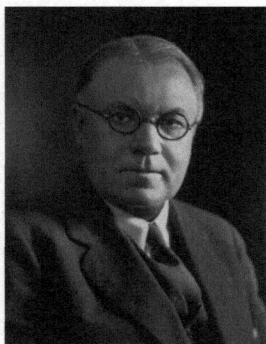

沃尔特·布拉德福德·坎农[1]

美国生理学家沃尔特·布拉德福德·坎农与他的学生菲利浦·巴尔德[2]，是用动物实验来研究感情机制的先行者。他们基本上承袭了达尔文的见解，认为既然感情的反应是跨物种共通于人类与其他动物之间，那么人类感情的奥秘必然可以用动物实验来揭开。坎农与巴尔德的实验方法有点残忍，他们把猫的大脑皮质全部切除，然后观察这些"无大脑皮质猫"的行为模式。结果表明，失去了大脑皮质的猫并不会死亡，但会无缘无故突然爆发一

---

① 沃尔特·布拉德福德·坎农（Walter Bradford Cannon），1871—1945，美国生理学家。
② 菲利浦·巴尔德（Philip Bard），1898—1977，美国生理学家。

阵阵的激烈愤怒，这在很大程度上证明了动物的情感爆发并不需要大脑皮质的存在。所以就感情的产生而言，扮演着比较重要的角色的应该是皮质以下的大脑深处才对。坎农与巴尔德就此提出了脑科学史上第一个有实验证据支持的关于感情的脑机制理论。他们指出下丘脑及其连结，才是大脑对外界刺激产生感情反应的中枢站，而这个感情节点平常都在较晚演化出来的大脑皮质的控制之下。因此一旦去除了大脑皮质，失去了压抑，实验猫就会发生那种感情的爆发。

坎农与巴尔德的主张，基本上与布罗卡的理论呼应。也就是说，动物的感情由大脑深处的构造生成，而位于大脑表面的大脑皮质身居演化的高层，负责着对感情这种较原始功能的节制与掌控。

## 这些猴子从此不知恐惧为何物

大约同一时期，美国神经解剖学家詹姆斯·瓦茨拉夫·帕佩兹[①]在研究人类脑病变对感情的影响时，发现扣带回受损的病人会产生恐惧、激动及忧郁等情绪反应，因此他认为扣带回与感情功能息息相关。他提出包括扣带回、下丘脑、前方视丘核，以及其间的神经连结，构成了人类感情表达的回路。他所提出的这个回路，后来被称为帕佩兹回路（Papez circuit）。这个回路的概念，大致也与

---

① 詹姆斯·瓦茨拉夫·帕佩兹（James Wenceslas Papez），1883—1958，美国神经解剖学家。

布罗卡提出的大边缘叶相符。

二十世纪三十年代时，德裔美国心理学家海因里希·克鲁弗[①]与美国神经外科医师兼神经病理学家保罗·伯西[②]，为了做药物与毒物的实验，把一些恒河猴的两侧大脑颞叶切除，结果发现这些猴子的行为产生了奇妙的改变，包括乱吃东西、喜欢把东西放进嘴巴等。其中最特别的一个变化，是这些猴子失去了明显的情感反应。本来有一些刺激会让正常的猴子感到恐惧，这些动过手术的猴子却完全不为所动，一点都不害怕。因此他们推论，大脑颞叶对动物的感情具有关键的影响。克鲁弗与伯西在实验猴身上所创造出来的这种特异行为模式，后来就被冠上了他们的名字，称为双侧颞叶切除综合征（Klüver–Bucy syndrome）。双侧颞叶切除综合征后来在人类的脑病变患者身上也得到了印证。

猴子的两侧颞叶是很大一部分的脑，包含的构造太多，克鲁弗与伯西把它全部切除所引起的感情变化，只能说明动物的感情与颞叶有关，但不能确切告诉我们是与颞叶的什么部分有关。二十世纪五十年代，英国的心理学家劳伦斯·维瑟克朗茨[③]也在猴子身上做了实验。他只切除了猴子两侧颞叶中的杏仁核（杏仁核是颞叶里面小小的细胞群聚，因形似杏仁而得名），而保留了其他部分，结果发现只要切除了杏仁核，猴子就会产生明显的双侧颞叶切除综合

---

① 海因里希·克鲁弗（Heinrich Klüver），1897—1979，德裔美国心理学家。
② 保罗·伯西（Paul Bucy），1904—1992，美国神经外科医师兼神经病理学家。
③ 劳伦斯·维瑟克朗茨（Lawrence Weiskrantz），1926—2018，英国心理学家。

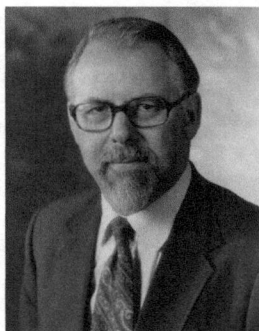

劳伦斯·维瑟克朗茨　　　　　　保罗·唐纳德·麦克莱恩[①]

征。其后许多学者在动物实验及人类病例的研究中，发现了更有趣的事，就是动物与人类在杏仁核被破坏后，最明显的变化就是"失去恐惧感"和"丧失学习恐惧的能力"。换句话说，这些科学研究找到了"恐惧"这个极原始情感的中心。

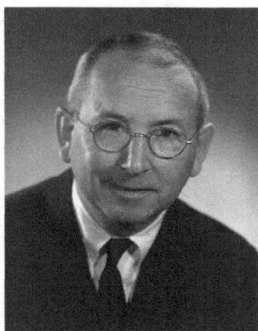

美国神经科学家保罗·唐纳德·麦克莱恩参照了坎农与巴尔德，以及克鲁弗与伯西的实验，进一步扩大了布罗卡与帕佩兹的概念。麦克莱恩把他们所提出的那一部分比较早演化出来且与感情相关的大脑，称为"老脑"（old brain），而比较近期才演化出来、负责高级智能的那部分大脑，则称为"新脑"（new brain）。总而言之，这些学者基本都赞同人类的大脑是随着演化，因应生存需求而变动的构造。从很古老的动物物种开始，大脑的感情功

---

① 保罗·唐纳德·麦克莱恩（Paul Donald MacLean），1913—2007，美国神经科学家。

能就非常重要，是物种生存之必需，所以与感情相关的脑构造很早就出现。进化到越近期的动物，需要更多的高级智能和对感情的节制，与其相关的新构造从此陆续产生，因而才造成这种脑结构演化上的变化。

麦克莱恩还发现，老脑与下丘脑之间有着非常密切的沟通连结，而下丘脑这个构造，就是我们身体自主神经系统位于脑部的中枢，负责内脏的功能。因此，麦克莱恩提出了"内脏脑"（visceral brain）的概念——这一部分的大脑，同时掌管着人类的感情与内脏。这个说法，让人很直观地就能接受。我们凭经验已知道，感情与我们的自主神经系统和内脏功能息息相关——我们害怕、愤怒时，瞳孔会放大，心跳会加快，皮肤会流汗，唾液会减少，甚至会呕吐。过了几年之后，麦克莱恩正式把这个内脏脑命名为"边缘系统"（limbic system）。

## 理智与感情是泾渭分明的吗？

自从布罗卡、帕佩兹及麦克莱恩的研究发现和理论阐明之后，脑的"二元化"理论在很长一段时间内引领风骚。它的核心概念就是外表看似浑然一体的人类大脑，实则分为新与旧两部分。旧的那一部分以边缘系统为代表，在演化比较早期时出现，掌管我们的感情与内脏等相对"原始"的功能；而新的那一部分则以大脑外侧皮

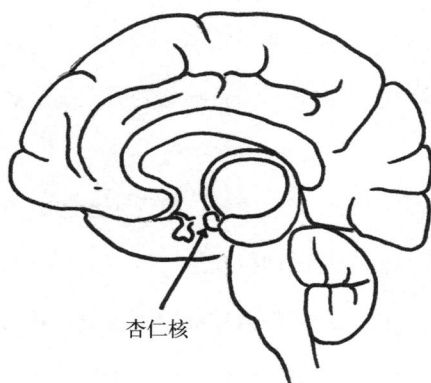

恐惧的中心——杏仁核。

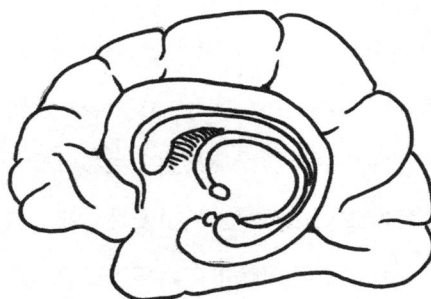

边缘系统。

质（尤其是额叶）为代表，在演化比较晚期时出现，掌管我们的理性与思考等相对"先进"的功能。

这个理论可以解释许多动物实验和临床病例所观察到的现象。但是，动物与人类的脑功能，真的可以这样明确地一分为二吗？理智与感情之间，真是如此泾渭分明吗？也许并不是这样的。因为后来有越来越多的科学证据显示，新脑与老脑之间的划分并不是真的那么绝对。

首先，在解剖上代表老脑的杏仁核、下丘脑，与代表新脑的额叶之间，有着充沛而密集的神经连结，这表示所谓新脑与老脑并非各自独立作业，其间有许多的信息互相传递着。其次，脑的演化是渐进的过程，大脑在不同时期演化出来的各个部分，不应该像积木一样只是不断向上摆放，呈现出高低阶的关系而已，比较合理的方式应该是融为一体而合作无间。

早在一八四八年，出现了菲尼亚斯·盖吉这个著名的额叶损伤病例之后，额叶与人类感情之间的关系越来越受到重视。十九到二十世纪间，医师与脑科学家观察到大量额叶受损病患或伤员的表现，也证实了额叶皮质在感情上的重要性。比如说，从二十世纪三十年代到五十年代，额叶切除术在欧美曾盛极一时，当时被这种手术破坏了额叶连结的病患，事后经常变得不再能感受到任何感情，只剩下迟钝与漠然（参见〈额叶传奇〉一章）。换句话说，所谓新脑并非只掌管我们的理性，它其实也与感情脱不了关系。

　　整个十九世纪和二十世纪的前三分之二，科学家们对于人类感情的科学理论和研究，都只能靠动物实验及一些病变位置明确的脑损伤患者的临床表现，来进行间接的推论或印证。那么，正常人的脑呢？正常人的脑是如何执行感情功能的呢？在当时其实无从得知。大脑是极精密的构造，而感情又是比较细腻的脑功能，想直接看到正常人脑部的感情活动，真正解开大脑感情运作的奥秘，必须要有更新的科技才行。

　　从二十世纪七十年代开始，磁共振成像这个新技术渐渐成熟，八十年代时广泛进入临床应用。它对于脑部构造造影的精确细致程度，远远超过了之前的计算机断层扫描，可以更精准地定位脑内非常小的病灶。比如说，前面所提到的与猴子的恐惧有关的杏仁核，它是非常小的构造，以往的计算机断层检查根本无法辨认病人脑中这么小的东西，因此也就无法确定病变的位置是否仅限于杏仁核。磁共振成像被普遍应用之后，有不少医师找出了"只有"杏仁核损坏了而其他脑部构造都完好的病人，发现他们确实无法辨识恐惧的情绪，也失去了对可怕或刺激事物的自主神经恐惧反射。通过磁共振成像还找到了病变仅仅局限于内侧前额叶皮质与前方扣带回的病人，确认了这些地方一旦损坏，也会导致病人对感情理解困难、自身感情经验减少，甚至感情淡漠，或是情绪易爆发等。

# 感情"看得到"

磁共振成像的高分辨率首度让科学家有机会在病人身上验证前人所发展出来的感情理论，从而得到更为笃定的结论。然而想更进一步在正常人的脑中实时看见感情的变化，却要靠另一种更先进的技术，也就是磁共振成像的升级版——功能性磁共振成像。功能性磁共振成像于二十世纪九十年代问世，很快就被发现是研究脑生理的绝佳工具。它的原理是这样的：

我们大脑的神经元与任何细胞一样，时时刻刻都需要能量，这能量由葡萄糖和氧气结合发生化学反应而产生。神经元在活跃时，需要的能量比它们休息时要多得多，所以大脑某一个区域的神经元在活跃时，那个区域的血流量和含氧血红素的量就必须增加。功能性磁共振成像可以分辨含氧血红素与不含氧的血红素信号的差别，因此大脑任何区域的神经元活跃起来时，那个脑区在功能性磁共振成像上就会"亮"起来，而当该区域恢复休息状态后，就又会"暗"下去。这样一来，我们就可以看见在活生生的人的大脑中，各个不同区域的实时动态。

比如说，把你放进功能性磁共振成像的机器里，请你动一动右手，马上就可以看到你左侧大脑皮质上的那个"皮质小人"的右手区亮起来。依此类推，如果通过观看图片或回忆的方式，让你感受到愤怒、快乐或是恐惧，那你大脑的哪里会亮起来呢？从这个工具被应用于脑生理研究直到现在为止，脑科学家们已经做了成百上千次这类实验。二十一世纪的科学家们运用这些新科技在感情领域所做的研究，虽在一定程度上印证了前人的看法，但也为我们带来不同于前人的视野，例如，杏仁核并不是只掌管恐惧，许多激烈的感情都牵涉到杏仁核，只不过其中以恐惧最为强烈而已。另外，恐惧等激烈的感情，在脑内掀起巨大波澜，构成广泛的感情相关网络，所涉及的范围远远不止于杏仁核而已，只不过杏仁核正好位居这感情网络的交通要道，所以在过去，科学家们才会一再被认为其变化会影响到感情的表现。

现在已经有越来越多的研究成果显示，大脑的感情功能牵涉到的并不只是某个（甚至某些）特定区域（例如老脑或边缘系统），而是比之前想象的要广泛得多。也就是说，脑中的感情活动并不是独立、集中的，而是牵连甚广，分散在多个广泛的网络之间。这些网络至少包括知觉网络、行动网络与认知网络等。这些新发现，为我们了解人类感情的本质带来了更开阔的视野。

感情的奥秘，自古以来不知迷惑了多少哲人先贤，从达尔文的思想启蒙开始，一直到拥有最先进的脑科学科技的今天，我们虽然离完全了解它还差得远，但无疑已经拨开了一部分迷雾，朝着正确的路上走去。

# 我们与瘾的距离

————

"成瘾"并非单纯的行为模式或心理变化,
而是真正的大脑质变。

# 古人就懂 "上瘾"

现代人享受着种种医疗的便利，几乎针对每一种疾病都能找到药物或治疗的手段。那古人没有现代的医疗科技，他们对自身的疾病就完全束手无策吗？倒也不尽然。古人很早就已经在自己的生存环境中寻找到一些应对疾病的物品。

一九九一年，在奥地利与意大利边境附近的阿尔卑斯山脉冰河中，发现了因冰封而保存完好的天然木乃伊，他被取名叫作 "冰人奥兹"（Ötzi）。经考证，奥兹生活在公元前三千三百年，是欧洲最古老的、保存最完好的人类木乃伊。在奥兹随身携带的袋子中，就装有药用植物，包括具有杀菌与止血作用的真菌。这证明远古时代的人类就已经懂得利用天然植物的药理作用。

在畜牧与农耕还没有出现的远古时代，人类以狩猎者与收集者的方式生活。他们从大自然中收集的物质，包括果子、根茎、种子等，最主要的目的当然是作为食物之用，但是必然也曾寻找并尝试使用一些性质特殊的植物，试图用它们来解决身体的病症与不适。这样的行为代代承袭，口耳相传，如我国的 "神农尝百草" 的传说。细想起来，这些以身体验证陌生植物功用的拓荒者勇气十足，十分伟大，敢率先把荒郊野外那些奇形怪状、不知道是什么的种种奇花异卉塞到口中，咀嚼吞下，想必有不少先人曾为此送了性命。

　　这些广泛采摘尝试的活动，让古人有机会遇到一些特别奇妙的植物，食用它们之后会产生非常异样的感受，例如快感和幻觉。比如说，有一种名叫毒蝇伞的真菌，在早期的历史中处处可以看到它的踪迹，在超过四千年前的中亚地区，它就已经是许多宗教仪式的必备品。

　　除了宗教用途之外，有些特殊植物则是很早就用于医疗，其中最值得一提的就是罂粟。公元前两千多年的苏美人就已经在种植罂粟并提炼鸦片，他们把罂粟称作"快乐植物"，显然可见他们对鸦片所带来的快感心领神会。人类最早的医书之一——公元前一千五百年前古埃及的《埃伯斯氏古医籍》（*Ebers Papyrus*），也记载了罂粟的药用方法。公元前九世纪，荷马（Homer）的史诗《奥德赛》（*Odyssey*）中记载了一种药水："掺在酒中，让希腊的战士喝下，麻痹了一切的疼痛与愤怒，遗忘了所有的悲伤。"据信也是鸦片。

　　相信你已经注意到，鸦片的医疗作用有很大一部分是制造精神的愉悦。

## 成瘾的定义

　　在人类寻找具有医疗功用的植物的过程中，遇到了种种可以改变人的精神状态，产生快感或幻觉的植物之后，其部分使用目的慢慢就超出了原先的医疗用途。其中有三种药用植物的衍生物——酒精、烟草以及咖啡，它们都有着悠长的医用历史，但由于其温和的药性和怡人的口味，慢慢就被大众接受，成为常人使用的"日用品"，而非病人使用的"药品"。

上述这些用品或药品，都能给人带来愉悦的感受。人们尝过了它们带来的甜头之后，就开始希求更快更强的作用、更有效的刺激，于是就发明了更新颖的提炼技术与使用方法。比如说，传统天然酿造的酒类（像啤酒与葡萄酒），酒精成分最多只能到达百分之十几，人喝惯了以后会觉得太平淡。于是乎，出现了蒸馏烈酒，大大提高了酒中的酒精含量，能够让饮用者更快速地达到酒醉的目的。鸦片也是如此，在人们把它纯化为吗啡，后来又成功合成海洛因，并且还发明了用静脉注射摄取的方法之后，其强度与作用速度都有了高倍数的增长。

随着这些欣快物质的日益普遍，刺激强度日益增加，人在反复使用它们之后，会引起特殊的身心反应：对它们越来越渴望，用量也越来越大，并且一旦停止使用，就会产生种种不适，这就称为"成瘾"。古人很早就知道成瘾之害，对这件事有着相当的戒心，但并没有足够的知识来理解它。物质成瘾所引起的滥用会造成个人行为的负面变化，从而造成整个社会的困扰，所以在中西方各种文化和宗教当中，成瘾都被认定是不妥当而且必须避免并矫治的现象。只不过在古代，成瘾与滥用大多被视为道德缺陷，是由于个人的意志不坚而引起的，人们对成瘾的本质并不清楚，因此虽然重视，却谈不上真正的理解。

　　大约从十七世纪开始，才有医师试图用医学的眼光来理解物质成瘾的问题，尼古拉斯·杜尔[①]就是其中一位。在当时，杜尔医师因为高明的医术、正直的人格，以及对公众事务的热心而负有盛名。大

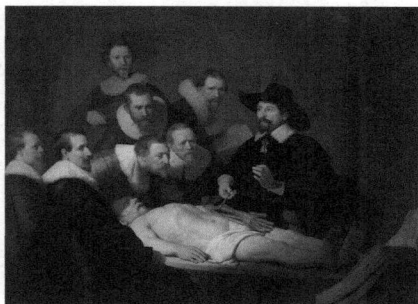

伦勃朗名画《尼古拉斯·杜尔医师的解剖学课》，右侧站立者即尼古拉斯·杜尔。

师伦勃朗[②]有一幅名画《尼古拉斯·杜尔医师的解剖学课》(*The Anatomy Lesson of Dr. Nicolaes Tulp*)，就是以他为男主角，描绘他推广解剖学的情形。与同时期或之前的其他欧洲医师相比，杜尔具有相当独立的医学见解，看法颇不一般。他与他的晚辈柯涅利斯·邦提柯[③]医师主张，人逐渐沉迷于酒精而不可自拔其实是疾病，而非前人认为的恶习所导致。换句话说，成瘾有着生理的原因和医学的解释，应该将它视为医学的问题，而不是道德或信仰上的罪恶。可以说，正是因为杜尔医师的声望和权威地位，才让人们开始用医学与生理的眼光来正视物质成瘾这件事。

① 尼古拉斯·杜尔（Nicolaes Tulp），1593—1674，荷兰医师。
② 伦勃朗·哈尔曼松·凡·莱因(Rembrandt Harmensz van Rijn)，1606—1669，荷兰著名画家。
③ 柯涅利斯·邦提柯（Cornelis Bontekoe），1647—1685，荷兰医师。

# 成瘾与大脑变化

随着殖民主义、工业革命以及国际贸易的兴起，物质成瘾逐渐成为世界性的现象。最著名且影响特别深远的例子，是从十八世纪末开始，英国为了赚取贸易资本，将大量鸦片倾销到我国，让我国在短期之内出现了众多的瘾君子，导致了严重的社会问题，清政府为了禁止鸦片，还采取了很多措施。而同一时期的欧洲本土也正苦于酒瘾等问题的盛行。到了十九世纪，这个问题越演越烈，无论是欧洲还是美洲的医学界，都逐渐发现成瘾的相关问题其实是重大的医学课题，为此还创立了专门讨论成瘾的医学期刊。

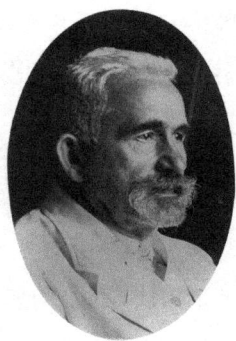

埃米尔·克雷佩林

十九世纪后半叶到二十世纪初的德国精神科医师埃米尔·克雷佩林，堪称是划时代的人物。许多精神医学专家和历史学家都认为是克雷佩林为现代的科学化精神医学奠定了基础。因克雷佩林的父亲有酒瘾，所以他们的亲子关系疏离。于是身受酒精之害的克雷佩林对酒瘾的研究也格外深入。克雷佩林的学术主张，特别强调生物和基因因素在精神疾病中所扮演的角色，这一点与同时代的精神分析学派学者（例如弗洛伊德）的区别相当明显，对其后的科学家影响甚巨。很明显，克雷佩林视酒瘾为身体的疾病，而非心理的扭曲，所以他认为必须要从生理的角度来寻求它的成因与解决之道。

不论是酒精、药物，还是其他能取悦人的欣快性物质，人在反复使用之后，都有可能导致成瘾。那么，成瘾的生理基础到底是什么呢？在早年，医师和科学家都只能从上瘾者外在的行为表现来推测。人对物质成瘾的典型行为表现包括"强迫使用而不计其后果""无法自行限制使用量""得不到时会情绪失控"等。而且人一旦对某种物质上了瘾，就算能够暂时强迫自己停用，接下来忍不住又破戒的比例也非常高。这些线索都暗示着成瘾并非单纯的行为习惯，而是长久性的大脑变化。

所谓"知人知面不知心"，从表面来看，瘾君子的行为特征非常明确，一望而知，但是真正重要的问题是这些行为的改变究竟是怎么产生的？在过去，科学家们对这一问题并不清楚。如果按照十九世纪到二十世纪前期的心理学和精神医学的理论，任何行为的养成或改变都有它的前因后果，例如童年经验、精神创伤、条件制约等。然而任何"精神"的印记与行为的表现，都只能来自我们的大脑，若不能将脑的构造或生理变化与这些行为改变建立起直接的关联，那所有的理论就只是隔靴搔痒而已。

加拿大心理学家唐纳德·赫布[①]，是另一位划时代的人物。与同时代的其他心理学者不同，他认为"心理"不应该是独立于神经

---

① 唐纳德·赫布（Donald Olding Hebb），1904—1985，加拿大心理学家，被誉为"神经心理学之父"。

功能之外的学问，两者其实是一体两面，因此要将它们合称为"神经心理学"（neuropsychology）。他在蒙特利尔神经医学中心的时候，与神经外科医师兼神经科学家怀尔德·潘菲尔德合作，研究过许多因为不同脑区域损伤而导致特定心理功能障碍的患者，这让他在建立脑与心理之间的连结方面获得了极大的成果。赫布的毕生研究成果大大推进了人们对大脑神经元在心理过程中所扮演角色的理解，因此他后来被称为"神经心理学之父"。

## 老鼠"讨电"

一九五三年，三十一岁的美国心理学家詹姆斯·奥尔兹[1]，在蒙特利尔的麦吉尔大学（McGill University）跟从鼎鼎大名的赫布从事博士后研究，同时与他密切合作的还有赫布麾下的另一位研究员——加拿大神经科学家彼得·米尔纳[2]。他们两人做实验的当下，谁也没想到自己将会改变整个神经心理学与脑科学的面貌。

在当时的脑科学领域，科学家们已经能够很熟练地用电流刺激实验动物脑内的某个特定位置，来引发该动物的某种特定行为反应。例如，电刺激老鼠下丘脑的几个不同区域，可以分别激发老鼠

---

[1] 詹姆斯·奥尔兹（James Olds），1922—1976，美国心理学家，被认为是现代神经科学的奠基人之一。

[2] 彼得·米尔纳（Peter Milner），1919—2018，加拿大神经科学家。

的暴食、厌食、恐惧或愤怒等的表现。奥尔兹刚加入赫布的研究团队时，米尔纳正在对迷宫中的老鼠脑干的网状结构进行电刺激的研究，他们希望以此证明刺激网状结构能够强化老鼠的"正向回馈"功能，可是实验进行得并不顺利，他们始终没能看到预期的结果。

有一天，轮到奥尔兹来放置老鼠脑中的电极。也许因为他还是新手，技术不如师兄们熟练，他把原本应该放在老鼠网状结构中的电极误放到了基底前脑里面。结果在通电之后，这只老鼠表现出谁也没料到的行为变化——它一直反复跑回自己刚刚被电刺激的那个地点，就好像想要跟人"讨电"一样。研究团队顿时大感兴趣，因为大家在过去的所有研究中从没见过有这种反应。所以他们接下来就故意把提供电刺激的"供电点"位置在迷宫里换来换去，结果这只老鼠马上就学会去搜寻整个迷宫，积极地想找到自己上次被电刺激的那个地点，这就证实了老鼠确实是在"讨电"。

看到这个意外而有趣的发现，奥尔兹当即给实验的设计"加码"。他在迷宫中装上了一些可以控制老鼠脑中电极通电与否的杠杆开关，然后训练老鼠自己按下开关让电极通电。换句话说，奥尔兹的实验让老鼠不用再向人"讨电"，而是学会自己控制开关来让自己的脑受到电刺激。结果如何呢？老鼠会不断地按那个通电开关，而不做其他事，甚至连吃东西都顾不上。它们反复按下开关，频率达到每小时成百上千次，直到自己精疲力竭为止。不仅如此，如果用按下这个开关作为奖励诱因来训练老鼠跑迷宫，会

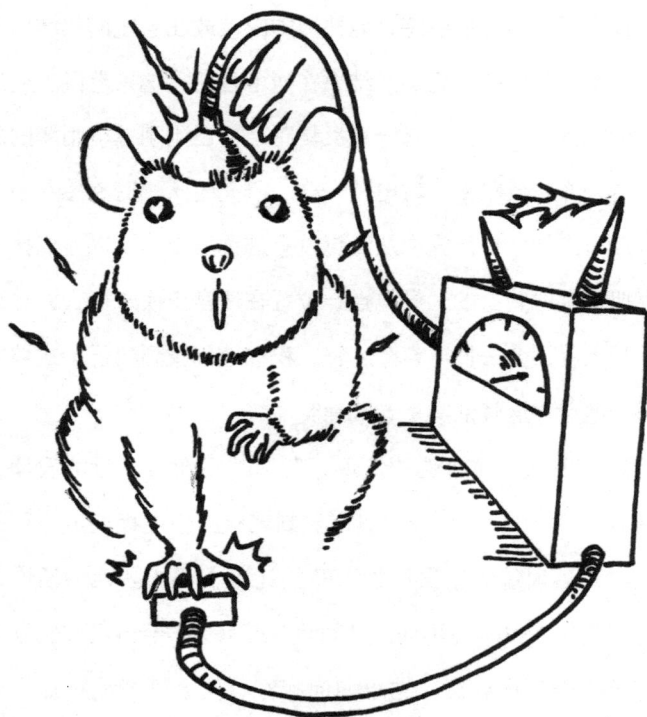

老鼠脑中的电刺激实验。

明显加强它们学习的成效。他们轮流测试了基底前脑中的几个不同位置，发现以隔区刺激的效果特别好。

奥尔兹等人发表的实验成果，在脑科学界称得上是石破天惊，因为他们找到了大脑的奖赏机制的钥匙。这是科学史上首度有人证实了像学习、正向回馈以及动机这些所谓"心理"（psychological）现象，其实都是"生理"（physiological）现象，并且可以通过生理的方法来研究，甚至人为加以操控。

奥尔兹与米尔纳的发现启发了许多科学家进行了无数类似实验，而他们都得到了同样的结果。科学家们也发现，除了奥尔兹与米尔纳所刺激的中脑之外，刺激脑中另外几处构造（例如外侧的下丘脑），同样能对老鼠引发奖赏的效果。这些构造的总和被统称为"奖赏系统"（reward system）。用电来刺激老鼠的奖赏系统所得到的反应，与给它天然奖赏（例如食物）类似，都会增强它的动机。不同的是，用电来刺激奖赏系统，比起给予天然奖赏的效果要强烈得多，因为老鼠为了能一直控制开关来刺激自己，甚至会放弃进食。正常来说，老鼠在得到天然奖赏之后会暂时满足，吃饱后有一段时间不会再去寻求食物；然而它能控制那个电开关后，却会一直按压开关而不知餍足，直到虚脱为止。

脑的自我电刺激实验后来延伸到其他脊椎动物身上，结果在每一种被测试的动物脑中都可以找到同样的奖赏系统。换句话说，奖赏系统是跨物种的共通脑生理现象。

# 人脑的奖赏系统

　　人类脑中也有奖赏系统吗？科学家们当然不可能把人抓来做这种实验，但是正巧就在奥尔兹发现老鼠的奖赏系统的同时，美国新奥尔良市杜兰大学（Tulane University）的精神科医师罗伯特·加尔布拉斯·希斯，正在他的病人身上兴高采烈地做着脑的电刺激试验。希斯医师声名赫赫，为精神医学和脑科学界留下了很多重要的发现，然而他也是一位很有争议的人物，因为他在还没有坚实的科学证据支持的当时，就把电极植入病人脑中，试着用各个不同位置的电刺激来治疗精神分裂症、癫痫症、顽固性疼痛等各种病症。

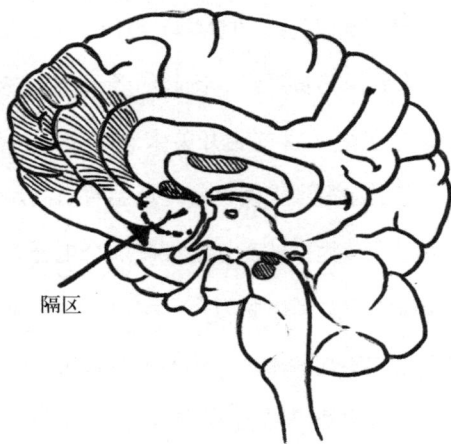

隔区

大脑隔区。

无论如何，希斯于二十世纪五十到六十年代，在不少病患的脑中植入了电极，用通电刺激来治疗疾病，获得了程度不一的效果及副作用。一九六〇年时，也许是受到奥尔兹与米尔纳的启发，希斯首次刺激了病人的隔区，结果在患者身上激发了类似于奥尔兹的老鼠的奖赏反应。至此，脊椎动物的奖赏系统理论中所缺的那一块人类拼图，也被拼凑了起来。

在接下来的数十年间，科学家们做了相当多的研究来探索这个奖赏系统，有了一些非常重要的发现：首先，整个奖赏系统的范围，比起奥尔兹与米尔纳当时所知要更广泛一些，它起码包括了腹侧纹状体、腹侧苍白球、中脑的多巴胺神经元、丘脑、眶额皮质、前扣带回皮质、前额叶皮质、杏仁核、海马旁回、外侧缰核，以及一些脑干的神经核等，是连结致密、交互作用细腻的复杂系统；其次，奖赏系统中最关键的神经传导物质是多巴胺。

大脑奖赏系统的功能，简单来说，就是让生物体在尝到"甜头"（例如美食、赢钱等）时产生"爽"与"想要"的感觉，从而萌生追寻的动机、学习的效应与再度满足的策略规划。它本来是生物为了生存与趋利所演化出的不可或缺的脑机制。然而，我们不要忘记，演化所遵循的是大自然，奖赏系统针对的是"自然"的甜头（好的刺激或行为）。如果有某种刺激的性质或强度远远超出了自然的范围，脑会发生什么变化呢？前述对于老鼠脑的电刺激，就是远超出自然强度的奖赏，所以才会造成老鼠不断追寻那个刺激，直到自己虚脱为止。

就人类来说，要观察到这种对大脑奖赏系统超乎自然的强烈刺激，并不需要将脑袋打开，也不需要对大脑通电，因为我们有"成瘾物质"。在针对老鼠奖赏系统的众多实验中，科学家们发现，如果在奖赏系统的一些关键位置注射成瘾性药物，就会产生与电刺激类似的效果，例如多巴胺的飙升、奖赏回路中神经元的兴奋以及动物行为的改变等。这在人类身上也得到了验证，人在摄入这些药物后，药物一到达脑部，脑的奖赏系统就会大幅兴奋起来，其程度之强烈是任何天然的刺激（例如食物）都望尘莫及的。这种强烈刺激对大脑的影响反映在动物和人类的行为表现上，就是对该药物过强的渴望、无法简单得到满足，以及无视它所带来的负面后果。

更重要的是，当大脑反复多次受到这些药物的刺激后，产生的行为改变会越趋强烈，并且形成惯性，无法恢复。近年来，研究工具的进步让我们知道对大脑奖赏系统反复过度的刺激，会在根本上改变其回路结构、细胞生理，甚至分子与基因的表现。原本用来"趋利避害"的大脑奖赏系统，因被反复过度刺激而扭曲成为"沉迷其利而不知其害"的"瘾"，并且难以复原。

这些科学证据告诉我们，所谓"成瘾"并非单纯的行为模式或者心理变化，而是真正的大脑质变。这就可以说明上瘾者为什么会渴望那些东西到离谱的程度，甚至为它们走上犯罪道路都在所不惜。一般人很难理解，但其实那是因为他们的大脑已经产生质变，利与害的天平已经严重倾斜，不再具有平常人的理性判断。

## 新形态的成瘾问题

　　成瘾现象的产生，并不是只局限于摄入吗啡、安非他命等"违法"药物而已，日常生活中的诸多日用品，像是酒精、烟草、咖啡等也都会造成成瘾现象。虽然它们的强度与造成的后果的严重程度各不相同，但它们令人类成瘾的脑机制都极为类似。此外，进入二十一世纪以来，脑科学家们也逐渐注意到"行为成瘾"（behavioral addiction）的新问题。

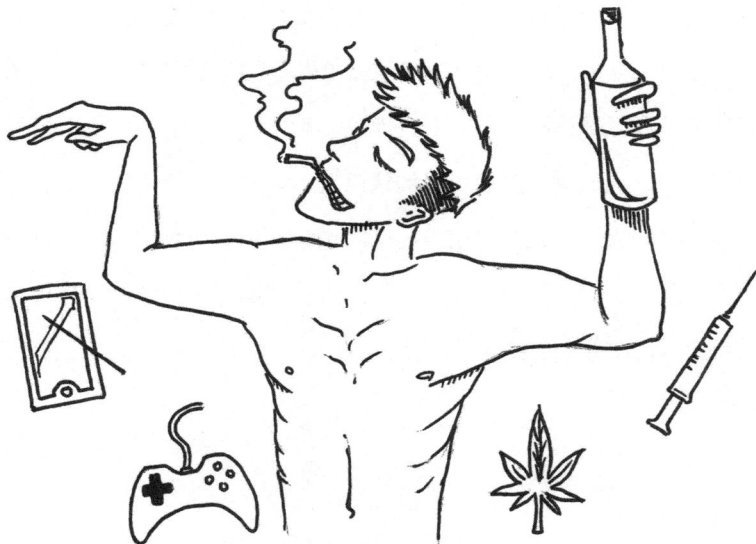

不同的物质或行为的成瘾，其大脑的变化是一致的。

　　所谓行为成瘾，是指一些人上瘾的对象不是吸食进身体的药物或烟酒等物质，而是他自己的某些行为。最明显的例子像是暴食（对食物成瘾）、赌瘾、购物瘾等，都是真实存在的病症。近些年，随着科技进步，还出现了网络上瘾与游戏上瘾，它们也都属于行为成瘾。从传统精神医学的角度来看，这些病症都是一些心理与行为的偏差。然而，在脑科学家对药物成瘾的机制有了比较清楚的认识之后，回头再来研究这些行为成瘾症，就发现它们不论是在致病的成因、成瘾后行为的表现、脑回路的传导物质与电学特征，还是在患者的脑功能性造影变化上，都与药物成瘾的患者雷同，都是长期对脑的奖赏系统反复不当刺激所导致的病变。这些新发现，对当下尚不明确的行为成瘾的防范与治疗方向有着很大的启发。

　　经过科学家们数百年来的努力，"成瘾"终于摆脱了泛道德的罪恶标签和暧昧的心理行为偏差理论，确认为一种脑的变化。虽然直至今天，我们对成瘾脑变化的认识还不算完整，不过我们对它的成因与病态生理已经有了相当程度的了解。在成瘾物质与成瘾行为日益普遍的当代，脑科学在此领域的进步可谓是来得及时，为人类此后亟需的解决之道提供了利器。

# 缪斯女神的科学

————

创意能被测量吗?

大脑掌管我们的生活，让我们能趋利避害，让我们能生存繁衍，让我们能依据周围的刺激与环境的变化，做出最适当的反应。这已经足够神奇了，但还有更神奇的，就是人的大脑偶尔还可以跳脱出日常的需求琐务，创造出某种全新的东西。阿基米德（Archimedes）在悟出了重量相同但材料不同的物体，排出的水量也不相同的那个刹那，狂喜地从浴缸中跳起，光着身体狂奔到街道上，口中大喊："Eureka! Eureka!"（"发现了！""有了！"）米开朗琪罗（Michelangelo）灵光乍现，废寝忘食，如痴如狂地在梵蒂冈西斯廷教堂的天顶涂抹《最后的审判》（*The Last Judgment*）；莫扎特（Mozart）听到一段简单的旋律后，马上就在钢琴上即兴奏出了好几段不同的美妙变奏；释迦牟尼坐在菩提树下苦思七天七夜，晚上看到满天繁星，顿时豁然开悟……在这些神奇的关键时刻，这些人的大脑发生了怎样的变化呢？而又是什么样的大脑特质让某些人比其他人更受到女神缪思（Muses）的眷顾呢？

## 开始研究创意

"创意"（creativity），从远古以来就被蒙上了相当神秘的色彩。在西方，古希腊的哲学家们把创意看成是某种神圣力量赋予凡人的礼物；在东方，中国南朝江淹梦见郭璞向他讨还了彩笔，从此就再也写不出好的诗句（"江郎才尽"的典故），也把创意当作天的赐

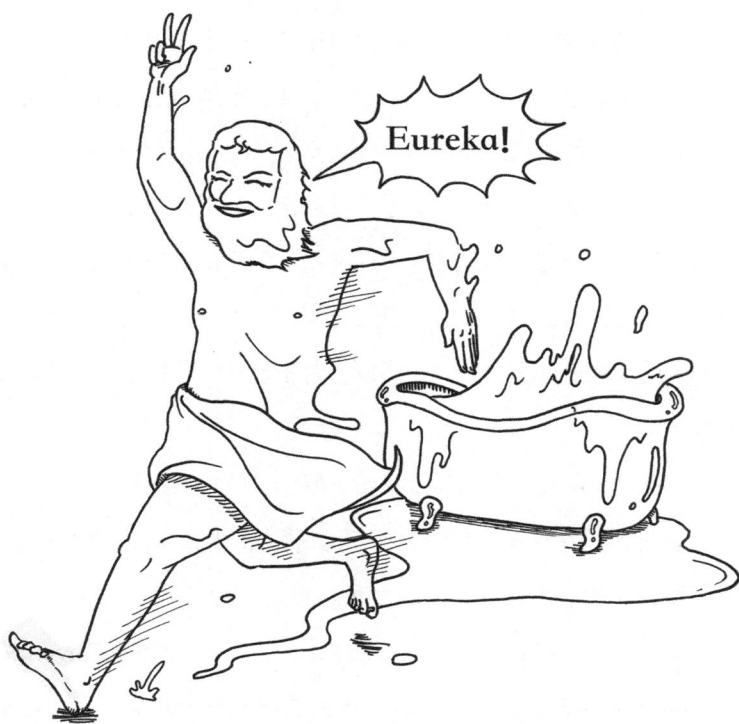

阿基米德从浴缸中跳起，光着身体大喊："发现了！"

予，由不得自己。西方一直到了文艺复兴以后，人们才慢慢知道人的智能表现来自大脑。从十八世纪开始，大脑中哪些构造掌管哪种智能、用什么方式来掌管等问题就已经是脑科学探索的重点。然而，创意这领域还是一直被科学家们敬而远之，直到二十世纪的后期，才开始有人涉足创意的研究。

早期科学家不研究创意的理由很简单：一个原因是创意本身就比较复杂与抽象，不像记忆或语言功能那么单纯清楚；另一个原因则是缺乏适当的研究工具。

我们想要测量人说话说得好不好、记东西记得牢不牢，都早已有相应的语言与记忆测量工具可以使用，但是创意呢？我们要怎么去测量谁比较有创意、谁比较没创意呢？又该如何评估一个人的创意能力进步了还是退步了呢？所以，对于创意的脑科学研究起步要晚得多。

二十世纪的美国心理学家乔伊·保罗·吉尔福特 [①] 首先注意到了这个问题，并且提出他的看法。吉尔福特本人主要的研究重点是人类智能的各个方面，其重要的成就之一是提出了智能的"三维模型"（three-dimensional model），和"发散思维"（divergent thinking）的观念。他在一九五〇年的美国心理学协会（American Psychological Association，APA）大会中，以协会主席的身份，呼吁大家研究创意这个领域。他认为人的创意才能不论在工业、科

---

① 乔伊·保罗·吉尔福特（Joy Paul Guilford），1897—1987，美国心理学家，以研究智力而著称。

学、艺术，还是教育等各方面都太重要了，然而到当时为止，都还没有针对人类创意的科学研究，那是很不合理的。

吉尔福特在那时提出上述的呼吁，可以说适逢其会。因为当时美国的社会氛围也正充斥着一股对创意的鼓吹风气，社会大众对创意能力狂热吹捧，但其内容不尽然是科学的。其中一位代表性人物是亚历克斯·费克尼·奥斯本，此人是美国广告界的传奇人物，他与人合作创办了 BBDO（Batten, Barton, Durstine & Osborn）广告公司，并且在美国经济大萧条之后，力挽狂澜，拯救了公司的生存。

然而，这位显然很有商业才能的商界巨头，却在二十世纪四十年代开始"斜杠"成为畅销作家，并且慢慢淡出商界，变成专职作者，而他的写作主题就集中于创意。

奥斯本出版了好几本鼓吹创意的书，"脑力激荡"（brainstorming）的概念就是他在一九四二年的《如何想出来》（*How To Think Up*）一书中首先提出，并且把它应用到了自己的公司经营上。不过他最出名并且最有影响力的书，则是一九五三年的《应用想象力：创意解决问题的原则与步骤》（*Applied Imagination: Principles and Procedures of Creative Thinking*），这本书不断再版，被翻译成多国的语言，风行世界。在书中，奥斯本提出的核心概念是：第一，创意对现代美国社会极端重要；第二，任何人都拥有巨大的创意潜能；第三，脑力激荡是激发这个潜能最好的方法。

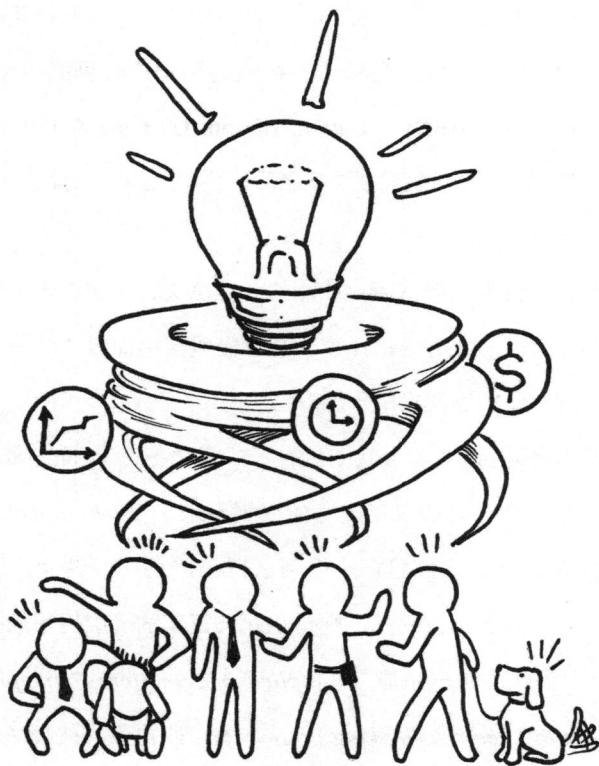

脑力激荡是激发创意最好的方法。

回顾当时，很难说是吉尔福特影响奥斯本较多，还是奥斯本影响吉尔福特较大，总之他们一位在学术界大声疾呼，一位在商界和社会上大力鼓吹，在那个时代掀起了从政府到民间对创意的研究和应用的风潮。尤其是他们让社会大众体会到，创意并非少数"天才"独占的专利，而是每一个人都拥有并且可以加以训练与改善的才能。就是在这样的氛围之下，科学家们对创意的心理学与脑科学研究，才越来越兴盛起来。

## "创意"到底是什么？

任何科学研究都需要有明确的研究对象和清楚的研究方法。想研究创意，就必须先界定创意到底是什么。吉尔福特本人在一九五〇年那场主席演讲之后的二十多年间，做了许多关于创意的心理学研究，在很大程度上厘清了创意的定义，并提出了测量创意的方法。他提出创意是"对难题的敏感度"，表现为"发散思维"，就是能够产出好几种不同的想法，创造新的思考模式，用旧的知识或事物衍生出新的意义或使用方法。后来发散思维成为吉尔福特创意概念的核心，并以流畅性（能产生大量的想法与解法）、灵活性（对单一难题能同时提出多种不同形式的解法）、原创性（能提出前所未见的新想法）与精细性（能够把一个主意的许多细节在脑中系统化与组织化然后运用）这四个方面来衡量创意的多寡。

从二十世纪六十年代到七十年代，产生了许多针对创意的心理
学研究，当时的研究重点主要集中在把创意当作具有各自差异的人
格倾向，企图分辨出比较有创意的人与比较没有创意的人的差别。
而从八十年代到九十年代，对创意的研究则扩大到了每个人的日常
创意表现，探究哪些智能因素和环境因素会影响个人的创意。经过
几十年的研究经验，心理学家对创意的本质也有了比较简单明了的
共识：创意就是解决问题的能力，但这个能力一定要符合"原创"
（新奇、和别人想的不同）与"有用"（确实能有效解决问题）这两
点要求。

这些年间的心理学研究，大致厘清了有哪些心智能力结合
才能够产生创意。具体而言，创意的发生，必须要有三个要素的
结合：心智探索（mental exploration）、远距关联的认知与重组
（recognition and recombination of remote associations），以及智能弹
性（cognitive flexibility）。

心智探索：我们的心智累积了大量的记忆、信息、观念、想
法，心智探索就是在这些看似杂乱无章的大量信息中，"上穷碧落
下黄泉"，不带有任何目的自在漫游的能力。

远距关联的认知与重组：能够在大量看似没有明显相关的记
忆、信息、观念、想法之中，找出彼此的相关性，并能将它们重新
组合成有用整体的能力。

智能弹性：能够摆脱既有的思考模式与成见，在不同的观念间

自由转换，并用它们来创造出新奇组合的能力。

　　想象我们的脑子是装满了乱七八糟的杂物的大仓库，所谓"动脑筋"，就是要在这个大仓库里找到适当的工具，来完成手头的任务。一般情况下，我们进去入仓库并找到了这个工具，任务就成功了；若是发现里面没有这个工具，任务就失败了。据此便可以理解什么是"创意"了——就是我们在那个大仓库中，怎么也找不到合适的现成工具，所以我们就东看西看、翻翻找找，发现有几件平常"风马牛不相及"的小零件，试着把它们拼拼凑凑，像马盖先（MacGyver）一样，硬是用它们造出了以前没见过的新工具，并且可以用它完美解决手头的任务，这就是创意。

　　这些心理学的研究把创意定位为每个人都具有的潜能，可以借着适当的思考训练方式来激发、改进。这对大众来说无疑是深具吸引力的，所以从七十年代开始到现在，除了有成千上万的创意相关科学研究如加速度般成长之外，各行各业的创意训练课程也如雨后春笋般出现。这些增进创意表现的思考训练，未必都有坚实的科学背景与根据，但确实也能达到某些程度的效果。这让人更想知道，创意的发生与什么大脑活动相关？而这种形态的大脑活动是可以复制或改变的吗？虽然传统的心理学研究能界定创意的本质，甚至发现增进创意的方法，但没有办法直接观测大脑的活动。所以要做到这一点，必须要借助新颖的脑科学研究工具才行。

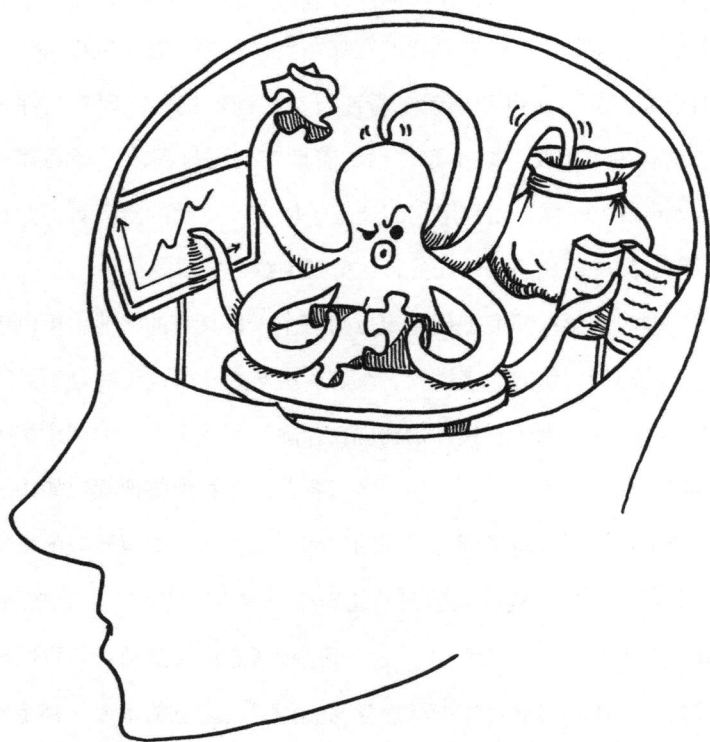

创意是在大脑仓库中的寻觅、重组与创造。

# 新工具的出场

从二十世纪九十年代开始，脑科学家们就尝试用各种方法来观测创意的大脑活动，使用的方法也在随着科技的进步而变化。大致来说，分为监测大脑的电气活动与监测大脑的能量活动两类：前者例如脑波图与事件相关电位（event-related potential, ERP），后者例如功能性磁共振成像与正电子发射计算机体层成像。在给受试者进行创意测试（例如发散思维的挑战、设想一个图形设计、改进一段音乐旋律等）时，同步监测他们的脑部活动，就可以过滤出与创意相关的大脑活动。

其理论基础相当简单直接，当大脑某个区域的细胞要工作时，它们会需要更多的能量，所以在那个区域的耗氧量与血流量都会增加。借着测量脑部的耗氧量与血流量变化，便能实时观测大脑的哪个区域正在工作。比如说，在扫描过程中，请受试者讲一句话，当下就可以看到他的左脑语言区开始活跃；请他左手握一下，就可以看到他的右脑运动区掌管左手的那一部分皮质开始活跃。这无疑是用来探知脑部不同区域的执掌的利器。

二十多年来关于创意的大脑活动的研究，成果非常丰硕，先讲讲其中最为概括性的、大家一致认同的发现：

第一，与其他脑功能（例如语言、记忆）大不相同，大脑并没有特定的局部区块"负责"创意这个功能。大脑在发挥任何一种领域的创意时，都有大片大片的众多不同脑区域一齐活跃起来。

第二，过去流行了很长一段时间的"右脑是创意的大脑"的脑科学传说，彻底被打破了。由于语言与逻辑功能早经证明集中在左大脑，所以导致一般大众及部分科学家认为与艺术、音乐等活动相关的创意，就应该集中在右大脑。结果，事实证明在创意发生时，两边大脑的活跃程度等量齐观，都很广泛，完全没有偏重哪一边的现象。

可是随着研究经验的累积，有一个出乎脑科学家意料的发现，大大改变了他们原先对脑部运作的想法。

## 大脑从不放空

美国的神经科医师、华盛顿大学医学院的马库斯·赖希勒教授，数十年来都从事功能性磁共振成像与正电子发射计算机体层成像的脑功能研究。他在九十年代的后期，注意到了一件有点意外的事：受试者在做一些特定工作时，相对应的脑区虽然会如预期般活跃起来，耗氧量升高，可是同时在其他一些不相干的脑区，却会相反地出现耗氧量降低，也就是活动下降的现象。脑子在工作时，相关脑区变

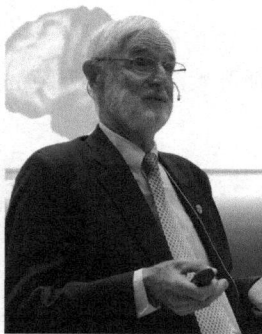

马库斯·赖希勒

活跃理所当然，但其他脑区的活跃度反过来被压低了，又是怎么回事呢？

赖希勒和其他脑科学家把注意力集中到这些被压抑的脑区，经过反复的实验测试后终于发现，这些大脑区域在没有处理任何特定的工作时，会一直维持活跃，这算是脑的基本态，而当大脑一旦开始动用某个脑区要完成特定任务时，其他脑区基本态的活动便会被压低消停。这个发现非常有意思，它告诉我们，大脑没有真正的"休息"。我们在发呆放空，没有做任何有目标的工作时，大脑的特定区域反倒特别活跃起来。这些脑区涵盖很广，包括内侧前额叶皮质、后扣带回皮质、楔前叶、颞顶交界区、下顶叶、角回等处，这些区域的总和，后来就被命名为"默认网络"（default mode network）。

回过头来想想，其实很好理解。我们的大脑当然不会有真正"放空"的时候，大脑在没有立即需要处理的工作（打电玩、解数学题、跟人说话、画画……）的时候，它就会自动进入"漫游模式"，做起白日梦来（刚刚路上遇见那人长得不错……令狐冲能打赢杨过吗……昨天晚上吃了什么来着……），这种不为了应对外界需求的自发性脑部活动，就是"默认网络"活跃的原因。

赖希勒等科学家进一步对默认网络活动进行分析，发现大脑内在的自发性活动的整体活跃度和所耗用的能量，远远超过了大脑应对外界需求做工时所耗用能量的总和。由于生物体会避免非必要地耗用能量，因此可以合理推测大脑在看似没有工作时的那些活动，其重要性绝不亚于它的"正式工作"。

相对于做白日梦时活跃的默认网络，大脑因应外界的需求而执行某种工作（例如在脑子里进行数学心算、构思大楼的设计或是准备画一幅素描）时，会有另外一些脑区域活跃起来，合称为"执行控制网络"（executive control network）。该网络的构成主要包括背外侧前额叶和前下方顶叶区。

执行控制网络与默认网络两者之间，通常处于"阴阳互制"的关系中，其中一个活跃起来，另一个就安静下去。比如上文提到过的，大脑在放空、没有做什么特定工作时，默认网络是活跃的，执行控制网络是安静的；而一旦大脑要应对外界挑战而做出应对时，

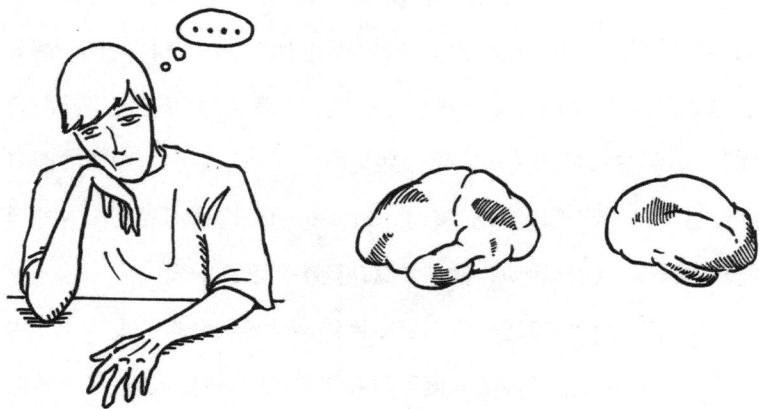

大脑放空漫游时，"默认网络"会活跃起来。

执行控制网络就会活跃起来，默认网络同时就安静下去——暗示大脑要专心解决特定任务时，必须同时把无关的杂念与白日梦压制下去才行。

## 创意可以训练增进

近年来许多科学家，比如美国的心理学家罗杰·比提[①]，做了许多功能性磁共振成像的实验，来探讨默认网络和执行控制网络这两个大脑网络在创意上的角色。这些科学家让受试者做种种需要创

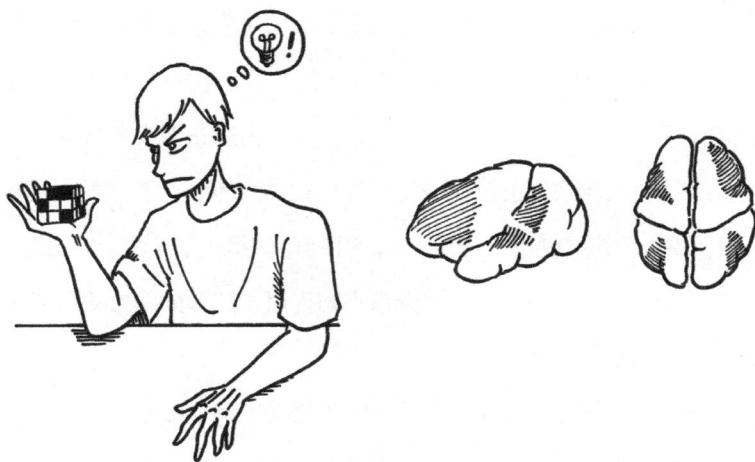

大脑努力解决问题时，"执行控制网络"会活跃起来。

[①] 罗杰·比提（Roger Beaty），美国心理学家。

意的工作，包括发散思维、即兴音乐创作、图画创作以及诗歌写作等，同时监测他们的脑部活动，观察大脑在发挥创意时，默认网络与执行控制网络两者谁比较活跃、谁比较安静。结果发现，发挥创意时的大脑活动，与放空或执行一般工作时的大脑活动都不相同，呈现出独特的活动模式——大脑在发挥创意时，没有平时两个网络"阴阳互制"的现象，而是两者同时活跃起来。更特别的是，这两种网络之间的功能性链接会大大提升，好似它们暂时抛弃了平时那种竞争的关系，转而进入另一种密切合作的模式。这种新颖的合作模式，让人重新思考创意的本质。如前所述，创意必须同时符合"新奇"与"有用"这两个特性，所以它的执行方式很可能就与应付一般单纯的工作不同，会具有两个以上的步骤：首先大脑要"发想"，它搜索记忆的各个角落，寻找可能适用的信息与想法，这部分属于天南地北的"白日梦"范畴，所以是由默认网络来负责；但是这些随意挖掘出来的东西并没有选择性，大部分可能并不新颖甚至不正确，所以就需要下一个步骤"评值"，给每一个主意打分数，看看哪些新奇、哪些有用，才选出它们来用，这部分就要动用到执行控制网络了。

科学家也做了其他实验来验证这个想法，例如加拿大的心理学家梅莉萨·埃拉米尔[①] 等人，就设计了下面这个实验：他们找来一些艺术学院的学生，请他们根据几本书的内容设计封面。实验就分

---

① 梅莉萨·埃拉米尔（Melissa Ellamil），加拿大心理学家。

为"发想"与"评值"两步——第一步"发想",受试者随意画出他们想得出来的可用的设计简图;第二步"评值",则是他们针对自己刚刚画出的草图品评优劣,做出选择。结果一如预期,在发想时,大脑的默认网络会广泛活跃起来;而在评值时,执行控制网络就会加入活动阵容,并且与默认网络产生密切的链接互动。

还有一个重要的课题,就是这种大脑网络间的"创意连接",是因人而异无法后天改变呢?还是可以经由练习与训练来改进呢?意大利的心理学家暨认知科学家尼可拉·皮萨皮亚[①]等人,就做了下述实验:他们邀请了一些专业画家和没有受过绘画训练的一般人,分别让他们以"风景"为题,在脑海中构思一幅画,接着把它实际画出来,同时用功能性磁共振成像来监测创意构思过程中的脑部活动。在两组人发挥创意的过程中,皮萨皮亚等人都观测到了大脑网络间的密切连接,可是在专业画家这一组,这种连结的强度明显要比没有受过绘画训练的一般人来得强。这就证明了创意的能力(包括其相关的脑活动)可以通过练习与训练来改进,正好呼应了早年奥斯本等人所鼓吹的创意训练和脑力激荡的观念。

创意是人类大脑中的珍宝,不论是在科学、文学、艺术、音乐等各个方面,都需要有非凡的创意,才会达成飞跃的进步与突破。人类历史的进程,充满了创意的痕迹,它在古代被当成上天的恩赐,仅仅嘉惠于少数的天才;从二十世纪开始,经过心理学家和社

---

① 尼可拉·皮萨皮亚(Nicola De Pisapia),意大利心理学家暨认知科学家。

会人士的反思与鼓吹，创意成为人人可以训练增进、用以改善各种专业表现的技能；而在近几十年有了脑科学介入之后，对创意的本质、它的大脑运作方式，以及对它的可能激发方法，有了更清晰的认识。当然，大脑充满奥秘，像创意这样相对复杂的心智表现，需要更进一步解答的谜题特别多。对于脑中这些美丽的缪斯女神，今日的脑科学只能说初识其面而已，但科学发展一日千里，以后必然还会出现比今天更好的研究工具，让我们有机会"一亲芳泽"。

# 看不见的肢体

———————

人脑的细胞虽然不能复活增生，但有着灵活的
"重组"与"地图重绘"功能。

在现代，外科医生是相当受到尊崇的专业，像超级英雄一样，有能力拯救别人的生命，改变别人的命运。但现代人可能很难想象，一直到三四百年前，外科医生都还没有太被别人重视。在欧洲的中世纪至文艺复兴时期，科学观念刚刚启蒙，医学还不发达，动嘴的内科医生比较受到尊崇，而动手的外科医生则相对不被看重。这也是可想而知的吧，那时既没有无菌观念，又没有抗生素，止血技术差，就连解剖学也尚未普遍，医生在伤病患者的身上切切割割之后，人能不能活，大部分要靠运气。当时被外科医生动过刀的病患的死亡率相当高，所以，外科医生这个职业当然就不会被当成什么了不起的专业了。

在那样的时代背景下，有一种职业应运而生，就是"理发师外科医生"。也就是说，这些人的主业是理发师，没有受过正规的医学教育（当然，那时所谓正规医学教育也是错误百出），只接受过一些粗浅的训练后，就拿着刀具四处替病人动手术了。尤其在有战争发生的时候，由于军中很少会有正规外科医生的编制，所以大多就征召这些理发师外科医生随军，由他们来处理军人所受到的各种战伤。

# 病死的比战死的多

战争是人类一直未能免除的痛，大大小小的战争，造成史上不计其数的平民与军人的伤亡。当然，直接参与战争行动的军人的生命遭受威胁的机会要比平民大得多。人们常常歌颂那些在战争中牺牲的军人，说他们战死沙场、马革裹尸，然而我们若是仔细回顾古今战争史中那些死于战事的军人，研究他们的直接死因，就会发现真正死在战场之上、拼搏之中、炮火刀剑之下的军人，仅占绝对少数。大多在战争里死亡的军人，其实是死于疾病，和外伤之后的并发症。

究其原因是在战场之上普遍不可能有理想的卫生条件、优良的医护人员，以及充足的医疗设备与药品。尤其打仗必然会造成许多军人的外伤，然而对治疗外伤特别重要的外科医生与手术器械，在战场上是缺乏的。军人本来只受到一点不该致命的外伤，却很容易因为得不到妥善的治疗照顾，最终导致失血过多或细菌感染而死亡。这一残酷事实，在历史的越早期越是屡见不鲜。

可想而知，在这样的战场环境和军医系统之下，伤员的生命没有太大的保障，他们只能自求多福。比如说，在中世纪的战场上，一位步兵的小腿被敌人砍伤，割断了腘动脉，开始飙血。如果没有很快得到止血，他就会因为这个小伤流血到休克而死。假如他运气好，很快有军医帮他止了血，他可能没有死于当场，但因为伤口很肮脏，接下来几天这个伤就会出现细菌感染。当时没有抗生素用以治疗，当感染蔓延开来成为败血症时，他还是会死。若是他身强体壮加上命大，感染没有要了他的命，也会由于其小腿组织已发黑坏死，而军医没有更好的办法，只能帮他"截肢"。但最后因为截肢所造成的失血和术后感染，也都可能再要了他那条好不容易捡回来的命。

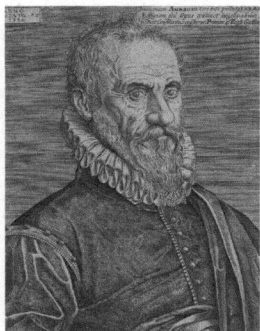

安布鲁瓦兹·帕雷[①]

尽管如此，行行出状元，就算是理发师外科医生这样不起眼的职业，也出现过一些非常杰出的人才，法国的安布鲁瓦兹·帕雷无疑就是其中翘楚。帕雷头脑灵活，不囿于当时的传统外科观念，并且技术精湛。他作为军医，随军参加大小战争多年，凭经验发明了更好的止血方法和许多有用的外科器械。被他开过刀的战士们的死亡率远远低于其他外科医生经手的伤员。后来他因为声名远播，成了亨利二世（Henri II）、弗朗索瓦二世（François II）等好几位君主的御医，并且还撰写了关于枪伤、截肢、骨折、妇产科、外科学等医学各方面的多种权威著作。

帕雷观察细致入微，他在战争之中，经常需要替受伤严重或因感染而坏死的肢体做截肢手术，因而他注意到一个非常奇特的现象，还把它记录了下来。他说："我知道有些疼痛感是虚假的。说

① 安布鲁瓦兹·帕雷（Ambroise Paré），1510—1590，被认为是现代外科与病理学之父。

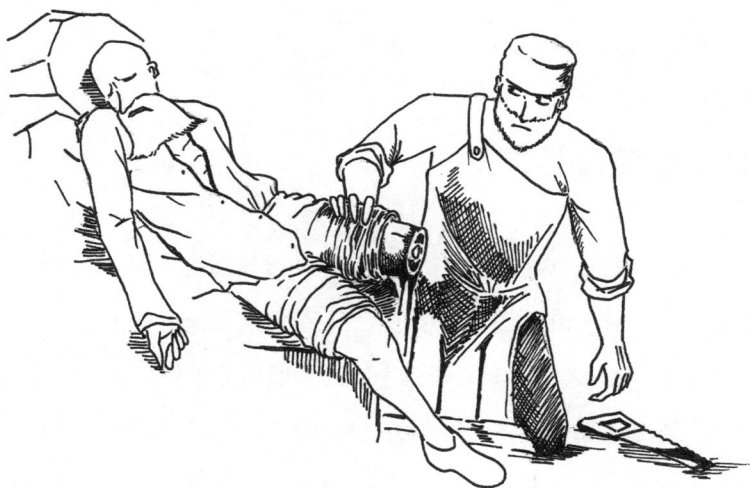

在古代战场上，肢体受伤后被截肢是常态。

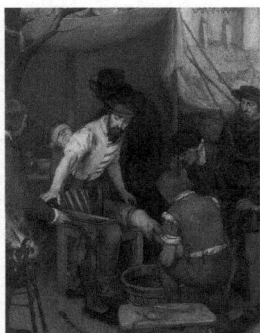

安布鲁瓦兹·帕雷在战场上
帮伤员截肢。

它们是假的是因为病人说痛得很厉害的那个肢体，其实早就被切掉了，痛觉却还持续存在。这个现象真的很奇怪，如果不是亲眼看见这样的病人，仔细听他们说的话，一般人不太可能会相信有这种事。有些病人的肢体都已经切掉好几个月了，他还觉得那肢体痛得受不了。"安布鲁瓦兹·帕雷是历史上第一位记载"幻肢痛"（phantomlimb pain）的医生。

# 真正感觉疼痛之处

说过"我思故我在"的勒内·笛卡儿虽然不是医生，却可能是继安布鲁瓦兹·帕雷之后，历史上第二位深入讨论幻肢痛的学者。

笛卡儿曾写道："我认识一个女孩，她因为手的严重外伤加上坏死，不得不切除整条前臂。医生把她的手术部位盖得密不透风，没让她看见，结果手术已经过了好几个礼拜，那女孩都还不知道她的手臂已经没了，反而经常抱怨她的手指、手腕和前臂等处有各种程度的疼痛。"

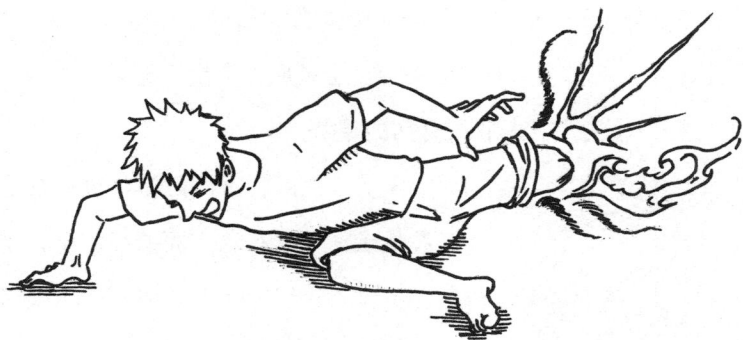

幻肢痛：肢体已经被截掉了，患者却仍然持续感到它的存在和疼痛。

身为逻辑缜密、知识丰富的哲学家兼科学家，笛卡儿虽然没有任何的医学背景，却对发生在这女孩身上的事做出了极精彩的推论："这显然是因为当初连接脑部与手部的神经虽然被切断之后到手肘部位就终止了，但它还在对脑部发出原本手还在时的疼痛等信息，让脑子误认为手还存在，手的感觉也还存在。这件事证明疼痛这种感觉真正的发生位置应该在脑而不在手。"

继帕雷与笛卡儿之后，陆陆续续出现一些关于幻肢与幻肢痛的病例，第一位将之集大成并且赋予"幻肢"（phantom limb）这个名称的人，是美国的。米切尔出身医生世家，顺理成章地习医执业，却在一八六一年碰上了美国内战爆发，三十二岁的米切尔医师就此成为北军军医院的特约医师。于是原本专精于神经学的米切尔，进一步成了神经枪伤及外伤的专家。

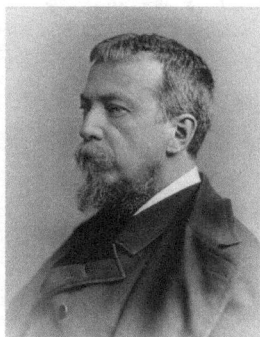

塞拉斯·威尔·米切尔[①]

米切尔医师在军医院诊治过非常多截肢战士伤员，在这方面的经验十分丰富。不过，米切尔所发表的第一篇关于幻肢主题的文章，却不是科学论文，甚至不是正式医学报告，也没有列出作者的真实姓名，而是匿名发表的第一人称小说——《乔治·迪德罗的故事》（*The*

① 塞拉斯·威尔·米切尔（Silas Weir Mitchell），1829—1914，美国医师、科学家、小说家和诗人。

*Case of George Dedlow*）。故事中的主人翁迪德罗因战伤而被截去双腿，自己却不知道。故事中有一段对白如下：

> "帮我按摩一下左小腿好不？"我（迪德罗）说。
>
> "小腿？"他（看护）说："你没有小腿啊，伙计，切掉了。"
>
> 我说："乱讲！我自己清楚，我两条腿都痛。"
>
> "老天啊！"他说："你一条腿都没有。"

　　然后，那位看护先生将被单一把掀开，迪德罗一看十分惊恐，发现自己的两腿从大腿以下都不见了。由此可见，米切尔除了是技术精良的成功医师之外，私底下还是优秀的业余作家。事实上，米切尔医师后来更为积极地投身写作，还成为当时美国最成功的小说作家之一。由于《乔治·迪德罗的故事》写得太过生动感人，结果让很多人信以为真，甚至引起军方到处调查这位勇敢的迪德罗战士到底在哪儿，还有很多民众发起了慈善活动为迪德罗募款。

## 身体蓝图：皮质小人

　　米切尔写的虽是小说，却收到意料之外的热烈反响，并且让医学界开始注意并正视幻肢的现象。几年之后，米切尔医师终于把他的许多病例经验收集起来，写成医学著作，并正式为这个奇特现象定下了"幻肢"的名称。他在研究中发现，幻肢现象并不罕见，甚至可以说非常普遍。在他的九十位截肢病人中，有八十六位有或多或少的幻肢感，而且幻肢现象也不限于手脚肢体切除的病患，就连乳房切除或是阴茎切除，也都会导致类似的幻肢现象。

米切尔本人对幻肢现象的成因提出了几种猜测。他发现患者对残肢上神经被切断处的触碰非常敏感，甚至有很多病患因为太敏感而无法装上义肢。因此他推断切断处的神经因为产生某种异常增生的关系，不断刺激大脑，让大脑不知道那个肢体已经没了。另外，人的大脑之中可能有一张与生俱来的"身体蓝图"，它非常固执，就算现实中某肢体已经丧失了，它却依旧顽强坚信肢体还在原处。

十六世纪的安布鲁瓦兹·帕雷，十七世纪的勒内·笛卡儿，以及十九世纪的塞拉斯·威尔·米切尔三人，在他们各自的时代中皆是一时俊彦，对他们所观察到的幻肢现象，分别提出了精确的描述及合情合理的假说。然而就科学的发展来说，任何前人的精彩假说，往往必须等待科学的技术再进步之后，经由后人的证明，才终能成为科学事实。

时间来到二十世纪，美裔加拿大籍神经外科医师怀尔德·潘菲尔德，在手术中用微量电流刺激病人大脑皮质的不同区域，激发出病人不同身体部位的动作或感觉反应，因而证明大脑皮质的各个区域分别对应到身体的各个位置。综合这些对应的身体位置，潘菲尔德画出一张假想人体图，重叠在它所对应的脑皮质上，由此得到"皮质小人"。（参见〈大脑地图〉一章）至此，米切尔医师所猜测的那张"身体蓝图"已然成形。

大脑上的皮质小人有两个，一个负责感觉，一个负责运动。每个人从出生开始就带着它们，且所有人的皮质小人的位置、形状都长得差不多。换句话说，每个人大脑皮质某个特定区域的细胞在活跃时，都会引发特定的某个动作或某种感觉。例如用电流刺激你右脑半球的运动小人的食指位置，你的左手食指就会抽动一下；而刺激你左脑半球的感觉小人的脸部位置，你的右脸就会产生麻、痒或痛之类的感觉。皮质小人上的每一个这种小区块，就称为它所掌管的身体部位的"皮质代表区域"。

那么，这件事与"幻肢现象"有什么关系呢？

## 地图重绘与大脑重组

自从有越来越多的医师学者对幻肢现象产生兴趣并加以研究之后，幻肢的原理日益明朗。有证据显示，被切除的神经末端确实会出现一些不正常的信号，由此产生异样的感觉。这符合笛卡儿与米切尔的推论，可以解释一部分的幻肢现象，但显然并不完整，因为仍有一些先天肢体缺失的病患也会有幻肢的现象，而他们并没有接受过截肢手术，当然也就谈不上有任何神经的伤害。

　　针对幻肢现象的研究成果中，最有趣且最具启发性的发现，是大脑的变化。

　　一九八四年，美国神经科学家迈克尔·梅尔泽尼奇领导的研究团队做了非常创新的动物实验。他们在猴子的脑皮质上安装微电极监控，然后轮流刺激猴子的不同手指，观察脑皮质上哪个区域的细胞活跃起来，这样就可以精确标示出这只猴子脑皮质上的感觉皮质小人（或者说是皮质小猴）上每一根手指的位置。确定了位置之后，他们随即就把这只猴子的中指切断。

　　按照道理说，猴子既然没了中指，那它的脑皮质上面原先掌管中指的区域就应该不再有任何电气活动才对，然而结果不是这样。没了中指以后，若是刺激猴子的食指或无名指（中指的邻居），脑皮质上原先的中指区域仍会兴奋起来。换句话说，皮质小人上的中指区域一旦缺少了正常的信息输入，隔壁的食指区或无名指区就会侵门踏户，取代原先中指区的地位。这个划时代的发现告诉我们，皮质小人虽是与生俱来，却不是一成不变，动物在丧失了肢体之后，就连脑部皮质小人的"地形地貌"也会随之改变。梅尔泽尼奇的"皮质小猴"研究结果，后来在一些截肢病人的身上也得到了验证。

　　印度裔美国神经科学家维莱亚努尔·拉马钱德兰[①]在一些有幻肢现象的截肢病人身上还发现了一个奇特的现象。这些上肢截肢的

---

① 维莱亚努尔·拉马钱德兰（Vilayanur Ramachandran），1951—，印度裔美国神经科学家。

病人，就与一般的幻肢病人一样，觉得自己的上肢还存在。他把这些病人的眼睛蒙起来，然后触摸他们身体的不同部位，问他们感觉到被触碰了什么地方。奇妙的事发生了，当他去触碰这些病人的脸时，病人竟然说同时感觉到脸部和那只已经不见的手都被触碰了——在人类的皮质小人上，脸区域和手区域正是亲密的邻居。

拉马钱德兰的研究团队在一九九八年进一步用脑磁技术证实，这些截肢的幻肢患者跟梅尔泽尼奇的截指猴子类似，他们脑皮质上的皮质小人也产生了"地图重绘"的现象。这种幻肢病人的皮质地图重绘现象，后来也被其他科学家用功能性磁共振成像技术加以证明。也就是说，大脑皮质的神经细胞具有"重组"功能，而幻肢现象极可能就是因为大脑皮质为了因应肢体被截除的变化，被迫重组而造成的感觉紊乱。

我们来假想一下，这里有三家相邻的外送餐饮店面。左边那家卖比萨，右边那家卖珍珠奶茶，中间那家卖牛肉面，平时它们井水不犯河水，谁接到电话叫外送，就做好餐点派人送去。但有一天，中间那家牛肉面店的老板因为躲债，连夜跑路，把店里东西也搬了个空。早上开店后，左右两家发现中间那家成了空店面，他们觉得空着可惜，就各派一些人带着家具进驻，也煮起牛肉面，电话一来生意照做。结果，那天叫了牛肉面的客人浑然不知原先的牛肉面店已然不在，因为他确实也拿到了牛肉面；但这面吃到嘴里总觉得有点怪，因为汤里面放了腊肠与奶酪，还漂着几颗珍珠——这就是

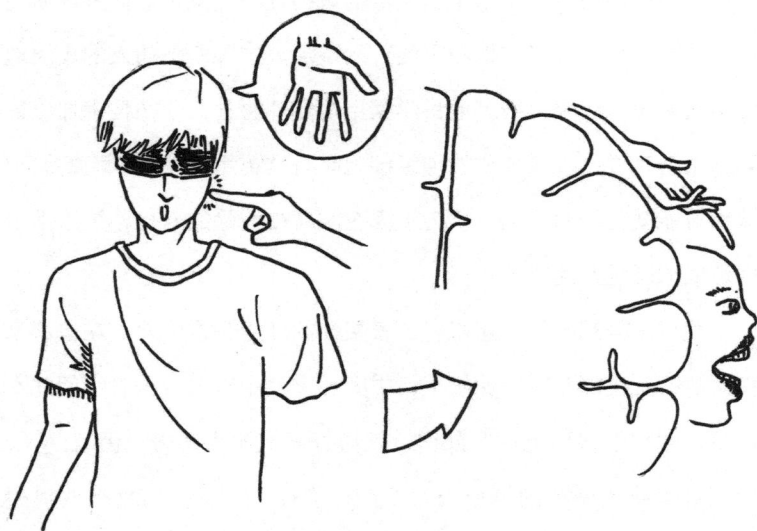

幻肢病人的脸部被触碰时，会感觉到脸部
和那只已经不见了的手同时被触碰。

"重组之后造成的紊乱"。

近年来，对幻肢与幻肢痛这一有趣现象的脑科学研究，虽然还没有让幻肢之谜百分之百解密，却已经有了极大的进展。更重要的是，它还产生了极具价值的附带产物，就是对脑的"可塑性"有了进一步了解与证实。

人类的脑细胞本体只有很少的增生或再生的能力，按道理说，从出生开始，脑细胞的数目应该日益减少才对，尤其因为病变或是伤害而造成的脑细胞死亡更是回天乏术。可是，在许多脑疾病（例如脑中风）造成大量脑细胞死亡之后，病人的脑神经功能却还有机会随着时间慢慢进步，甚至复原，这又是怎么一回事呢？

幻肢现象的脑科学研究，让我们了解了人脑的细胞虽然不能复活增生，但有着灵活的"重组"与"地图重绘"的特异功能。一部分的脑细胞死亡之后，邻居会来担起它们原先的任务，这就是脑的"可塑性"。进一步掌握脑的可塑性的秘密，甚至用人为的方法来影响这种可塑性，很可能就是未来脑医学发展出新的脑功能恢复疗法的重要关键。

# 重塑大脑

———

大脑的可塑性并不只发生在幼年的发育期，
而是明显持续到成年以后。

我们的大脑，与身体其他器官有本质上的不同——其他器官可以视作"用具"，大脑却是"本体"。这是因为"自我"这个概念来自大脑，人类是以大脑中拥有的记忆、感情以及智能等来定义自己的。比如说，如果一个人因病而移植了别人的肾脏或是心脏，这个人还是他自己，并没有变成另外一个人。但若是将来有一天人脑可以移植，移植了别人大脑的这个人体，应该就变成了别人。切身一点来说，"今日之我，已非昨日之我"，现在的这个我的性格、智慧、情感与技能等，与二十年前的我已经完全不同，好似两个截然不同的人，试问今天的我与二十年前的我，哪一个才是真正的我呢？在这二十年当中是什么让"我"脱胎换骨了呢？

十九世纪早期的科学家们普遍认为大脑的神经细胞在出生之后就不怎么会再增加，彼此间的连结也已经定型。换句话说，我们就像带着一部装配好的新计算机来到世上，这部计算机的硬件已然固定，以后它能发挥多少功能，一来看这部计算机本身的等级，二来看我们给它安装了什么软件。若是在使用过程当中，这部计算机的硬盘或内存等组件受到了损伤，它的表现就会变差。就算没有任何损伤，随着时间过去，计算机中的零件还是会日益老化锈蚀，功能就随之逐渐下降，直到最终报废为止，这一结局无可避免。

# 大脑坏了就好不了吗？

上述说法看似言之成理，也符合一般人对生老病死、自然衰退的观察认知。但到十九世纪末时，已经有科学家开始怀疑事情也许不全然如此。前文已介绍过的"美国心理学之父"威廉·詹姆斯就从心理学的角度出发，针对"习惯"这个现象提出他的看法。他认为习惯的养成会改变人的行为，因此在习惯养成的过程中，大脑必定产生了某种质变，而这种质变应该就是经由人的种种感官传入大脑的神经电流刺激所致。

詹姆斯说，既然大脑的运作不外乎是通过一些神经路径，那么这些电流传入大脑之后，必然改变了原有的路径，或者制造了新的路径，才会创造出脑的质变。他把这种假定的"外来刺激造成大脑结构变化"的现象，称为大脑的"可塑性"。詹姆斯在还没有任何科学仪器可以进一步证实的一百多年前，就提出了如此新颖超前的理论，可谓是真知灼见。只不过有点可惜，这个真知灼见在此后的许多年间，并没有受到该有的重视。

十九世纪末到二十世纪初，是神经科学发展成果异常丰硕的年代，那段时间发生了几件大事：例如前文提过的西班牙解剖学家——"现代神经科学之父"圣地亚哥·拉蒙－卡哈尔确立了神经元学派，证实了每个神经细胞都是独立个体，它们借着许多触手（轴突与树突）互相接近，彼此隔着小小的间隙而并未融合。

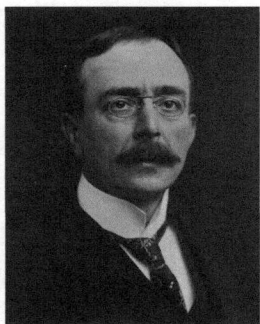

查尔斯·斯科特·谢灵顿
爵士[①]

英国神经生理学家、组织学家兼病理学家查尔斯·斯科特·谢灵顿爵士，研究阐明了神经细胞之间间隙的构造，将它称为"突触"。而德国 – 奥地利籍药理学家奥托·勒维与英国神经科学家亨利·哈利特·戴尔爵士，则证明了神经细胞之间信息的传递，是通过分泌神经传导物质，跨过突触间隙而达成……这些划时代的科学发现，让之后的科学家在思索大脑的可塑性时有了更坚实的依据。

熟知神经元结构的卡哈尔本人，对心智构成也有着很大的兴趣。他认为人的智能、专业技术、艺术才能以及教育的成果，都取决于大脑皮质神经元的组织方式及其变化。很特别的是，卡哈尔在当时就提出，"大脑体操"会促进脑皮质的神经元轴突与树突分支的发育，并修改它们之间的连接方式。他也不只一次用"可塑性"这个词汇来称呼该现象。他认为这种神经元连结的可塑性在人的小时候很旺盛，成年之后开始减退，老年以后则几乎完全消失。当时许多心理学家与神经学家也提出，除了卡哈尔所说的神经元本身的可塑性之外，突触的传导可能同样具有某种程度的可塑性，而来自学习的反复刺激应该会改变特定突触的传导效率。

---

[①] 查尔斯·斯科特·谢灵顿爵士（Sir Charles Scott Sherrington），1857—1952，英国神经生理学家、组织学家兼病理学家，于 1932 年获诺贝尔生理学奖或医学奖。

　　在研究大脑的可塑性这件事上,"神经心理学之父"唐纳德·赫布做过一件妙事:他把一批实验室的小老鼠带回家,当成宠物来养,过了一段时间之后,将这批宠物老鼠与养在实验室里单调环境中的老鼠放在一起进行迷宫训练,看哪批的成绩比较好。结果证明了老鼠幼年时期的经历(它是暴露在丰富还是贫乏的心智刺激之下)对其成年后解决问题的能力有着持久性的影响。赫布认为所谓"心理现象",所谓"行为特质",所谓"心智功能",皆仰赖其神经细胞为基础,与神经元之间的连结和互动方式息息相关,特别是"学习"这件事。那么,我们大脑的神经元又是通过什么变化来达到学习的功效呢?

## 脑中风可能复原吗?

　　赫布理论的精华见诸其代表著作《行为的构成》(*The Organization of Behavior*)一书,对于学习的原理,他说:"当神经元 A 足够接近神经元 B,因而能刺激到 B,并且反复而连续地刺激 B 时,某种生长过程或代谢改变就会发生在这两个神经元之一或之二的身上,从而让 A 对 B 的刺激变得更有效率。"翻译成白话,就是两个神经元的互动越是密切,以后的互动就会变得更顺畅,形成连结,一条路就会越走越畅通。这种"频繁的刺激可以改变脑的结构,让它变得更好用"的理论,可以解释生物体"学习"的神经网络基本原

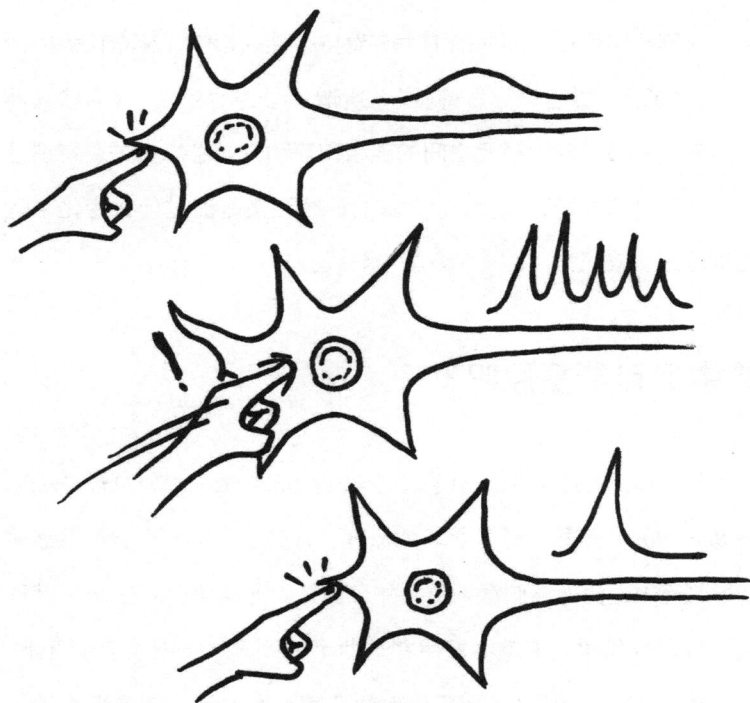

唐纳德·赫布提出，反复而连续刺激神经元
会让受刺激的通路更加顺畅。

理，所以它被之后的心理学家、行为科学家以及神经科学家尊称为
"赫布定律"（Hebb's Law）。我们要知道，在当时并没有足够先进
的仪器或研究方法可以直接证实赫布的理论是对还是错。

　　人类的大脑具有可塑性这个概念的证据，在赫布定律问世十
多年后，以出人意料的方式呈现在世人面前。它最初的根源来自
美国神经科学家保罗·巴赫里塔①的家庭事件。保罗·巴赫里塔的
父亲派卓（Pedro）本是一名大学教授，却在一九五八年，也就是
他六十五岁那一年因脑中风，造成严重的肢体瘫痪，只能依赖轮椅
行动，并且也讲不出话来。当时神经学界的主流认知是，大脑的一
部分坏了就是坏了，像这种严重的脑中风日后不可能有多大的进步。
那时候也没有如今的复健观念与技术，因此像派卓这样的病况，就
算侥幸不死，此后也只能完全靠别人照顾，在赡养机构中度过余生。

　　保罗与他正在读医学院的弟弟乔治（George）不愿意接受这样
的结果，兄弟两人就把爸爸带回家，开始以"斯巴达式"训练来帮
助他恢复，训练的方式连邻居都觉得太残酷，看不过去。基本上，
他们尽量不帮爸爸，而是逼迫他自己去做所有的事。像是派卓需要
某东西时，他们就会把它丢在地板上，说："爸爸，去捡！"但就
是这样，两个"不孝子"却创造了奇迹，三年后派卓不但恢复了自
我照顾的所有日常功能、说话的能力，还回到大学继续教书，直到
七十三岁攀登高山时心脏病发死亡。

―――――
① 保罗·巴赫里塔（Paul Bach-y-Rita），1934—2006，美国神经科学家。

　　负责解剖派卓的病理医师发现，派卓脑部的中风损伤程度非常
严重，但偏偏老先生死前所以日常表现都和正常人一样，因此病理
医师在惊奇之余，还把这个案例写成论文发表。这件事让保罗开始
思索大脑非凡的补偿功能，他想，父亲的大脑被中风毁损的区域都
是坏的，但一切大脑功能却都完全正常，那就表示大脑的其他区域
一定发生了某种变化，取代了被毁坏区域的原先功能。所以，身为
神经科学家的保罗·巴赫里塔从此终其一生都致力于研究大脑功能
的可塑性。

## 用大脑看，而不是用眼睛？

　　保罗·巴赫里塔显然是一位很有创意的科学家，并且在构
思研究时都能考虑到临床实际运用的可能。为了证明大脑的可塑
性，他发明了前所未见的研究方法，叫作"感觉替代"（sensory
substitution）。保罗设计了一套装置，包括一台小型的摄影机，摄
影机所拍到的任何静态或动态影像都会经过计算机转化成电流脉冲
或震动，传到以方阵排列的数百个刺激头上，之后这个刺激方阵就
会根据摄影机所捕捉到的影像像素和动态，将它们"翻译"成不同
的刺激形态。保罗把这个装置贴在先天眼盲的病人腹部、背部或大
腿的皮肤上，让他们学习分辨皮肤所感受到的各种不同的刺激形
态，分别代表什么视觉影像。

　　结果，非常奇妙的事情发生了。在经过充分的训练之后，这些从来没有看见过事物的先天眼盲者，开始"看见"了。他们感受到了空间里的影像，而不只是皮肤表面上的刺激，他们可以分辨物体的位置、远近、深浅，也能辨识脸孔、判断物体的移动速度与方向，甚至用手打到在桌上滚动的球，并且完成一些装配的工作。

　　保罗·巴赫里塔在一九六九年首度发表了他第一次的实验成果，文章发表在《自然》（Nature）期刊上，可以说震动了科学界。这个发现的突破性在哪里呢？人类史上曾经有许多传说，其中一个是"人的某种感官有了缺损，其他感官就会变得更灵敏来加以补偿"，例如盲人的听觉与触觉就会变得特别灵光之类。但这是第一次有人能用科学证明感官功能真的可以"互换"。盲人经过训练，可以把触觉转化为视觉，这显然表示大脑的硬件连接不是一成不变的，它不完全受到既定的感官形态所局限，而是保留了相当大的可塑性。就像保罗·巴赫里塔本人对此所下的脚注："我们是用大脑来看，而不是用眼睛。"（We see with our brains, not with our eyes.）其后，他还发展出触觉和平衡感的互换，与用触觉更灵敏的舌头来取代身体皮肤等新技术，把感觉替代的方法进一步推展到临床应用。回顾这些医学的突破，在很大的程度上应该要归功于保罗的那位脑中风的父亲。

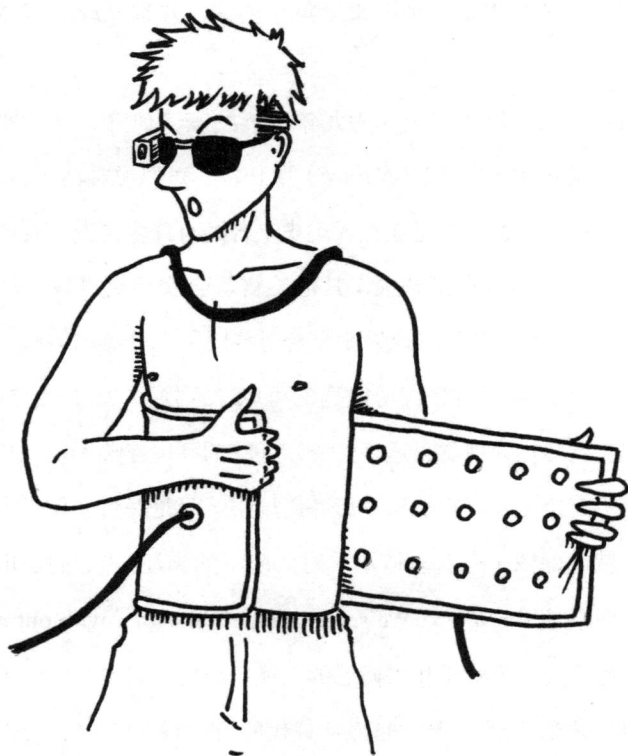

保罗·巴赫里塔设计的"感觉替代"装置。

唐纳德·赫布的理论，及保罗·巴赫里塔的经验和研究成果，都指向一件事，就是人的大脑是可修可塑的，而想要成功修塑某个特定部位，关键很可能就在于要尽量加强它的使用。

## 强迫大脑做事

二十世纪八十年代中，美国行为神经科学家爱德华·陶布[①]在猴子身上做了一连串重要的实验。他先是破坏了猴子一只手臂的感觉神经节，让这只手臂的感觉丧失，正常情况下，若是置之不理，这只猴子将从此不再使用这只"坏手"，只用另外那只"好手"来做所有的事。但接下来，陶布用束带把这些猴子的好手束缚起来，让它们完全没办法使用好手。结果几天之后，奇事发生了，这些猴子开始使用它们的坏手，而且此后终其一生都会继续使用那只坏手。这个发现给人很大的启发——原来强迫使用坏手，就能让坏手的功能进步。

陶布接下来与医院合作，把猴子实验的发现"移植"到脑中风的病人身上。这些病人的半边肢体瘫痪已久，瘫痪侧的那只坏手早就没有功用，生活上都只能用好手来做所有的事情。陶布等人设计了一种吊带，把病人的好手固定住，不让他们用，然后对他们的坏手强加训练，结果就和猴子的情况一样，这些病人坏手的

① 爱德华·陶布（Edward Taub），1931—　，美国行为神经科学家。

功能发生了明显的进步。这个令人欣喜的成果让这奇妙的新疗法慢慢发展成为重要的复健技巧之一，称作"强制性诱导动作治疗"（Constraint-Induced Movement Therapy, CIMT）。此后多年有很多的研究发表再三证明这种疗法的成效。

强制性诱导动作治疗给人的感觉有点像保罗·巴赫里塔兄弟对爸爸派卓的斯巴达式训练，也是出于"越用才越好用"的观念，效果卓著。这类的"强制使用"所引起的功能进步，是从哪里来的呢？它让病人的大脑发生了什么变化呢？

近年来，有不少脑科学家运用经颅磁刺激或是功能性磁共振成像这些先进的工具，研究强制性诱导动作治疗带来的进步。他们发现，随着病人那只坏手功能的进步，对侧大脑皮质上掌管那只手的"皮质代表区域"变大了。

前文〈大脑地图〉与〈看不见的肢体〉两章曾提到，在大脑皮质的运动区上，身体的某个部位会由某个区域来掌管，这是固定的，所有的区域合在一起就构成一个"皮质小人"。而正常人一只手的运动功能，是由对侧大脑皮质固定位置与大小的区域来掌管的，这区域就称为"皮质代表区域"。

脑中风一旦损伤到一边大脑中手的运动区，就会造成对侧的手瘫痪，而这个运动区因为有了损伤，神经细胞变少，活性下降，这一块控制手的皮质代表区域自然就会缩小。但在强制性诱导动作治疗之后，手的功能会进步，这块皮质代表区域也会随之变大，甚至

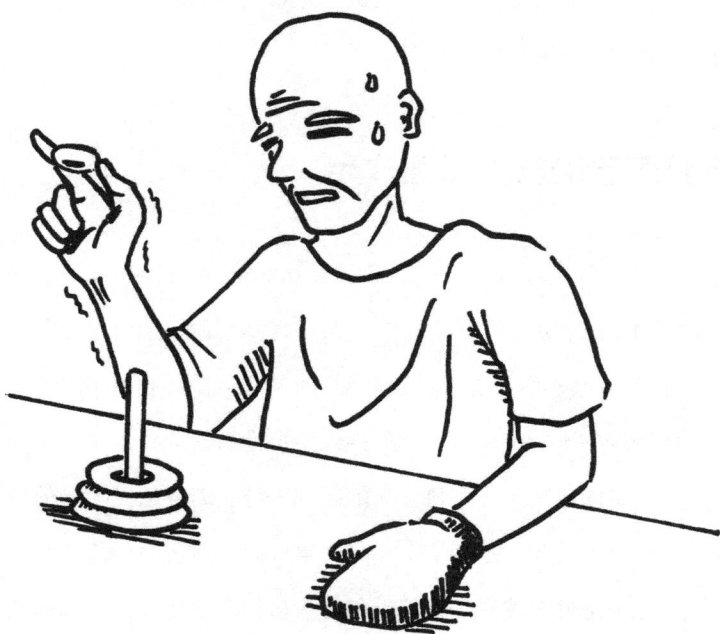

强制性诱导动作治疗可以达到有效的复健效果。

变得比正常更大，超出了原先这只手的皮质代表区域的范围，"蔓延"到本来没有掌管手的近旁其他区域。这显然很奇怪，因为科学家们普遍的认知是脑细胞死了不能复生，那为什么强迫训练之后，坏手脑皮质的活性却能增高，甚至扩大到比正常范围还大？唯一合理的解释是，这个训练的过程"动员"了掌管手的幸存脑细胞和原先没有掌管手的其他脑细胞，"代工"那些死掉的脑细胞原先该做的事。换句话说，如果强迫大脑做它原本做不到的事，它就会改变自己，想尽办法来做到这件事。

## 高频刺激的持久增强作用

以上这些例证告诉我们，大脑是可以塑造的，并且是应我们的需求而塑造。更重要的是，它的可塑性并不像早期科学家们所认为的那样，只发生在幼年的发育期，而是明显持续到成年以后。由于科学证据的不断出现，大脑的神经可塑性渐渐成为神经科学当中的显学，从而引发了更多科学家的研究兴趣。若要追问大脑的可塑性是从哪里来的呢？脑细胞做了什么事来改变自己呢？这些奥秘直到今天也不是完全被揭开，但近年来大量针对动物及人脑细胞的电学、生化以及分子研究，已经为我们提供了一些概念：

还记得赫布定律吗？在赫布提出他的想法时，世界上还缺乏可以证明他想法的科学技术，直到后来发明了可以测量神经细胞内电位的微电极，科学家们才有机会看到神经细胞被刺激时的电位变化。二十世纪六十年代，脑科学家在实验时意外观察到，对突触前神经纤维施加高频刺激时，突触后神经细胞对这些刺激的反应会持续增强很长一段时间。也就是说，高频刺激可引发突触后细胞的持久增强反应，这种现象被称为"长时程增强"（long-term potentiation，LTP）。这完全呼应了赫布的理论：频繁地刺激一条神经通路，就会强化这条神经通路。此外，许多脑科学家还发现，经验与学习的刺激，不仅会强化个别突触的传导效率，还可以改变相关神经通路整体的突触数目、形状以及强度，也就是大范围改变神经细胞间互相连接与沟通的方式。更新的科学证据还显示，在适当的刺激之下，就连新的神经细胞也能在成年人的脑中再度产生出来。

通过利用大脑的可塑性，生病或受到损伤的大脑经过适当的刺激与训练学习后，可以改头换面，恢复部分的功能。这对于脑中风或罹患其他脑疾病的病人来说，显然是很大的福音。那么正常人呢？对原本就拥有健康大脑（或者说没有明显疾病的大脑）的一般人来说，大脑的可塑性有没有意义呢？

## 罹患痴呆未必表现出痴呆

研究神经可塑性的另一位大师，美国神经科学家迈克尔·梅尔泽尼奇发表过上百篇关于大脑可塑性的研究成果，对此有独特

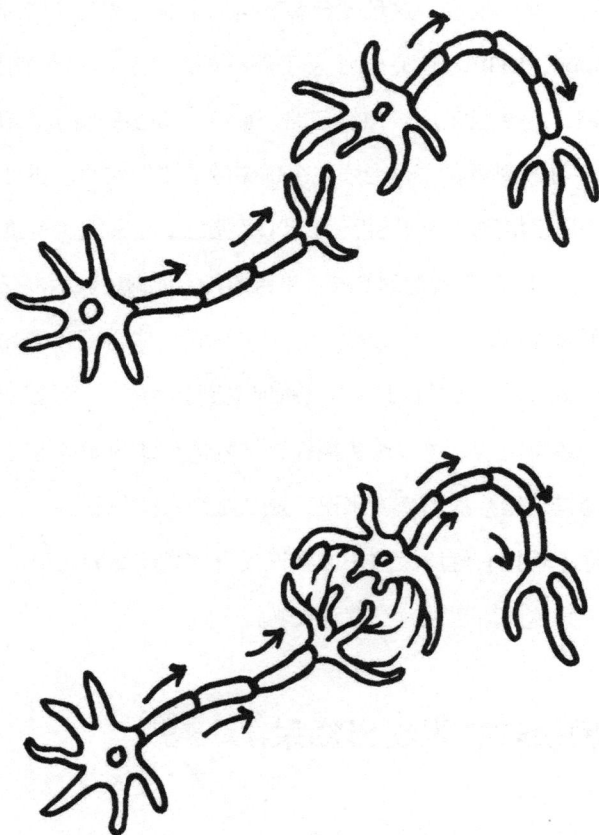

频繁刺激神经通路（经验与学习的刺激），
可以改变突触的数目、形状以及强度。

的看法。他综合了自己和其他众多脑科学家的研究发现，把大脑的发展迟缓、部分精神疾病，以及脑功能的退化都看作是大脑塑造失败或错误的结果，而这种失败或错误，应该可以用正确的重塑来改善。比如说，某些孩童语言发展迟缓，导致他们一辈子智能低下，表现落后，究其根本原因，是在童年那一段大脑塑造语言的"黄金期"中，他们因为听觉问题或是环境因素，没有得到足够好的语言刺激，从而导致语言功能被"做坏了"。既然我们已经明确知道大脑的可塑性是持续一生的，那是不是就有可能经由适当的训练"重塑"这个小时候被做坏了的产品呢？

梅尔泽尼奇与其他科学家合作，创造了一套重塑语言功能的计算机训练程序，并将其用在语言发展迟缓的学童身上。研究结果发现其效果奇佳，经过这些训练之后，学童的语言功能及相关的智能表现都有明显进步。这证明了脑功能的发育即使错过了关键期而有所缺损，事后还是可以用适当的训练方法"骇"入大脑，利用它的可塑性来加以修补。由于这套训练方法的效果不错，鼓舞人心，梅尔泽尼奇干脆就开起了公司，将这产品推上市场，造福了数以万计语言发展迟缓的年轻人。除了语言之外，他还针对其他脑功能发展迟缓、某些精神疾患，以及老年脑功能退化等问题研发出套装产品，分别获得了不同程度的成效。

相对于童年的脑功能发展迟缓，大脑所受到的更大挑战是随着年龄增加而出现的功能退化。由于种种已知或未知的原因（例如基因的影响、伤害的累积、血管的老化、病变的侵袭等），我们的大脑功能会随着时光的逝去而日益衰退，年龄越大患阿尔茨海默病之类痴呆症的可能性也越高。对老人来说，脑力退化造成的冲击是双重的：一是本来拥有的智力与技能变少了，速度变慢了，错误变多了，处理事情变困难了；二来，我们也不要忘记世界的发展并非静止的，所有的信息、技术、生活技巧等都在不断改变，需要大家经常学习与适应，而老人对新事物的学习与适应能力却一直减退。年轻时习以为常、能够应付裕如的每一件事，慢慢都越来越成为挑战，最后连自身的日常生活都变得难以自理，需要别人的帮助。过去，绝大多数科学家都认为这种衰退不可避免，只能任其自然，但是在脑的可塑现象越来越明确之后，脑科学家们逐渐觉得事情可能并不是非这样不可。

衡量老人脑部退化的程度，和是否罹患痴呆、痴呆情况有多严重，其"黄金标准"按理说应该是根据死后脑部的病理检查，观察这个脑的萎缩程度、血管堵塞程度，以及阿尔茨海默病之类疾病病理变化的严重程度才是。可是早从二十世纪八十年代开始，就不断有神经病理学家发现，人的大脑的病变程度与其生前的智能表现并不成正比。有一些老人死后被解剖时发现其大脑已经呈现严重的阿尔茨海默病等退化现象，然而他们在去世之前怎么看都是心智功能完全正常的老人，没有一点不对劲。这种"病变程度与心智功能脱钩"的现象并不罕见，却刺激脑科学家思考：人的心智应该拥有

相当的"储备"与"代偿"能力，而这两种能力都与大脑的可塑性
息息相关。

## 成为自己大脑的雕塑家

所谓储备，是指我们的大脑在退化或是被疾病侵袭之前，先存
下的智能备用。就是趁年轻时存够了钱，退休失去收入后还能把存
款提出来用的概念。多年来，科学家们试图分辨出在同样老化的人
群当中，哪些人比较容易痴呆，哪些人比较不容易痴呆，结果有大
量研究显示：教育程度高、事业成就高的人，比起教育程度低、事
业成就低的人来说，年老后更不容易痴呆，就算同样罹患了痴呆，
前者的恶化速度也比后者要慢。

换句话说，长期处于高标准、高要求之下使用过的大脑，较能
免于日后的脑退化。虽然科学家目前还不能完全确定造成这个现象
的原因，但从大脑可塑性的角度来看，它完全说得通：长期因应高
标准、高要求而使用的大脑，其中的轴突、树突、突触的数目，突
触的传递效率，以及神经网络的连接密度，一定会比仅符合低标
准、低要求使用的大脑要来得发达，因此在同样受到退化与疾病的
侵袭时，前者剩下的"备战存量"当然会多得多。

所谓代偿，则是指我们的大脑在已经退化或被疾病侵袭之后，
剩下的可用神经细胞努力适应，并且弥补已经发生的心智缺失而推

迟退化速度的能力。也就是在银行存款已经被不断削减的情况下，还能另辟蹊径，挤出钱来用的概念。前文提过的迈克尔·梅尔泽尼奇等人，近年来发展出许多针对脑退化病患的大脑训练方法，以此改善他们的记忆力、反应速度等多方面，或多或少都有了成效。当然，直到目前为止，脑科学家们对于用什么训练方式能最有效地激发大脑的代偿能力还没有共识，但是对适当的大脑训练能够推迟甚至反转心智的退化这一点，已经没有什么疑问。

从大脑可塑性的角度来看，科学研究已经证实大脑的可塑性可以一直持续到老年，对已经开始退化的大脑的刻意训练，可以有效刺激其中那些尚存的神经元，增加轴突、树突以及突触的数目，提升突触的传递效率，并且优化神经网络的连接密度。

从这个"储备"与"代偿"的大脑可塑性观点出发，我们就不难理解，从二十世纪八十年代到现在，每当脑科学家想要找出影响脑退化速度的因素有哪些时，都会发现"生活形态"是决定性的重点。具体而言，有三个方向的生活形态选择会影响我们心智的退化程度，分别是：身体的活动、智能的挑战与社交的活跃。

运动对人的身体健康有好处，可以减少疾病，推迟身体的老化，这些都早经证实。然而近年来有越来越多的科学证据显示，运动改善的不仅有身体，还包括心智功能。有运动习惯的老人，智能退化的速度明显比没有运动的老人来得慢；而给予一些原先没有运动、已经开始出现早期痴呆的老人足够的运动训练之后，他们的心

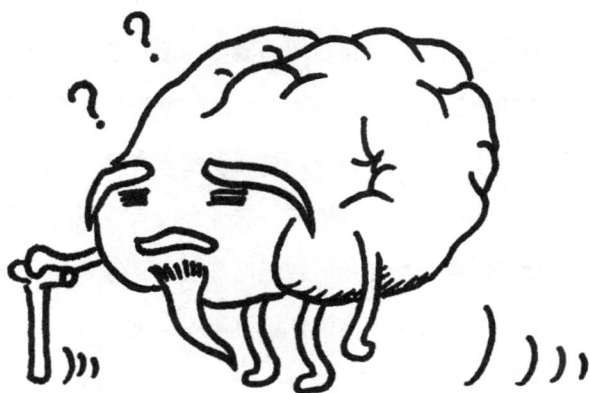

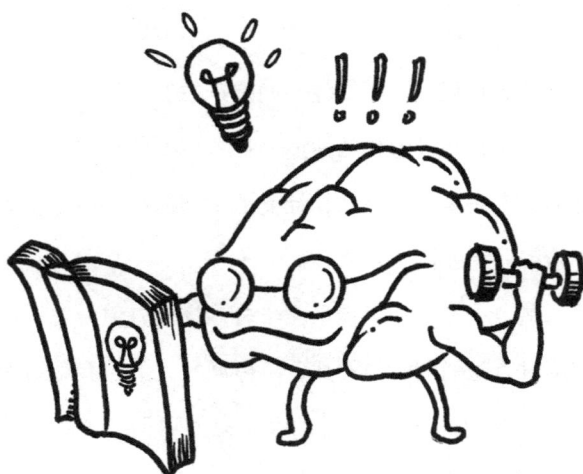

即使是老年人的大脑，适当的训练也
能够推迟甚至反转心智的退化。

智能力可以获得改善，甚至连已经萎缩的大脑皮质也在运动之后产生了"逆龄"的恢复现象。

对身体的锻炼之外，针对心智功能的刻意训练，也被证实可以推迟甚至恢复老人的智能退化。坊间盛传，预防老年痴呆症要多打麻将，但若真想要达到疗效，心智训练的强度要比打麻将高许多才行，麻将毕竟是极为普遍的游戏，对许多老人来说，打麻将已经太习以为常，无法构成对智能的挑战，这样是没有效果的。科学上已经证实能有效预防或治疗痴呆的智能训练很多，例如学乐器、学陌生的语言、学跳舞、玩难度高的计算机游戏、进行有系统的智力训练等。总之，训练的内容要对这个人现存的智能设置适当的门槛，具备一定的难度，让人必须要付出足够的努力来跨越这道门槛以达熟练，才是有用的训练方法。

一直维持着积极的人际交流、朋友来往、谈天说地、生活有火花有期待的老人，心智退化的速度明显要比那些经常独处、缺少交流与刺激的老人来得慢。当然，社交的活跃往往会伴随着运动量的增加，和心智训练的机会。

上述这些"护脑"的举措虽然十分多样化，但一言以蔽之，都是借着维持对大脑的刺激与挑战，不停激发它的自我塑造功能。有一种流传了很久的说法，"人类的大脑只使用了十分之一，还有很多潜能没有发挥出来"，在科幻电影《超体》（*Lucy*）当中，女主角在使用了百分之百的大脑功能时，超凡入圣，连物理定律都不能限制她。其实像"十分之一"这种说法并没有任何科学证据，仅属于乐观的幻想。脑科学的证据告诉我们，大脑并不是与生俱来的超级计算机，潜力怎么用都用不完。

大脑是活物，它的一生都在尽力重塑自己，以应我们对它的要求。它的实力强或弱、进化或衰退并非先天注定，而是看我们自己怎么去塑造它。如同伟大的圣地亚哥·拉蒙－卡哈尔在近百年前就说过的：

任何人只要愿意，都可以成为他自己大脑的雕塑家。

# 诚意推荐

很荣幸再度收到神经内科最擅长说故事的"福尔摩斯"汪汉澄医生的邀请，上一本《医疗不思议》，汪哥将身体、疾病和医学写成了三段故事，带领着我们一享寓教于乐的知识飨宴。如今他的第二本巨作《大脑，不可思议——图说脑科学发展的神奇时刻》，更是让身为资深神经内科医生的我爱不释手。神经科学一直被认为高深莫测，让医学生怯步，相信读完汪哥此书，通过图文解说，大家定可渐渐打开脑的宝库，更能接受二十一世纪的研究显学。

此书循序渐进，首先介绍脑内的各种细胞、神经传导物质，探讨脑内各部位的功能，紧接着叙述每个脑叶症状的故事、两侧大脑被分离会发生什么事、为何有来自"邪灵"的手、情绪如何被掌控及为什么会成瘾，最后将大脑重塑性之来龙去脉通过故事告诉读者。

本书共十六篇，篇篇引经据典，再配上生动活泼的插图，其花费的心力远超过一篇博士论文。我真心推荐所有对神经科学感兴趣的读者，一起来研读这本结合人文、历史及神经科学之演进的好书。大脑真的不可思议，更期待下一本不可思议的书的诞生。

吴逸如

——林口长庚纪念医院神经内科部·副部主任 /

长庚大学医学系神经科·临床教授

汪医生以轻松诙谐的方式，带领读者进入人脑的各个秘密区域，探究大脑的不可思议；同时又由生动的医学历史故事，自然流泻出重要的科学发明与疾病治疗的突破，无形中让读者赞叹人脑功能的精细与可塑性。这是一本非常值得推荐的神经学科普书。

吴瑞美

——台大医院神经部·主治医师 / 台湾大学医学系神经科·教授

继汉澄兄大作《医疗不思议》之后，读者再一次幸运地阅读到他的新作《大脑，不可思议》一书。此次倍感荣幸仍可作文推荐此书。汪兄此书以史学手法阐述脑神经科学各个领域的概念，不仅细数从头，理性地分析脑科学的脉络，也对最新脑科学的知识做了深入浅出的说明，更对未来脑科学的发展及趋势发出了信号。作为读者，深觉此书不仅适合一般读者阅读；身为神经科医生，更觉得所有医疗人员都应该阅读此书。

多年前与汉澄兄闲聊时，曾经提及一位我们都喜欢且尊敬的科普作家阿西莫夫（Isaac Asimov），此时我觉得汪兄就是医学科普的阿西莫夫。美国作家冯内古特（Kurt Vonnegut）曾经问阿西莫夫："请问无所不知是什么感觉？"阿西莫夫回答："提心吊胆。"身为好友，我也想问汉澄兄这个问题，但我不认为他会提心吊胆。我只希望汉澄兄能够不断写下去，造福读者，也为社会提升医学科学知识及人文素养继续做贡献。极力推荐此书！

巫锡霖

——彰化基督教医院神经医学部·资深主任医师

在生活中，头或脑有着很重要的地位，例如，头目、首脑代表着群体中最重要的人物。脑部也一样，是人体最重要的器官，所以长久以来脑研究或者是神经研究，一直是吸引科学家努力并且尝试译码的重要课题。

汉澄医生是台湾神经科学界有名的才子，可谓是才高八斗、学富五车。在平常台湾神经医学界学术活动中，他也是最著名的名嘴，从他的演讲内容中，永远可以学习到非常多的东西。在这本《大脑，不可思议》里，经由他的生花妙笔，复杂难懂的神经科学瞬时变身成为浅显易懂的科学知识。这本书结合了中外历史典故，用非常简洁而流畅的语句，让读者很快就可以了解复杂而难懂的神经学历史。例如，开篇便以诙谐的手法让我们知道对古埃及人来说，大脑原来只是一坨软软的、没有用的东西。

拜读完此书，读者也可以更清楚地了解常见的神经科疾病，例如痴呆、帕金森病、脑中风对病人造成的影响。连我这样一个有三十年经验的神经科老兵，在读完此书后也获益良多。欣见有这么一本适合大众阅读的科普书，它同时也是适合一般医生好书，对我而言，是神经科医生必读的教科书。

很感佩汉澄医师的写作功力，他是我在神经学界的老师及挚友，感谢他邀请我作文推荐，并衷心推荐这本值得大家去仔细咀嚼的好书。

林祖功

——高雄长庚纪念医院神经内科部·教授级主治医师 / 台湾动作障碍学会·理事长 / 台湾粒线体医学暨研究学会·理事长 / 台湾神经学学会·监事

化繁为简，妙语如珠，对于艰涩难懂的神经医学，汪医生以平易近人的方式传递出其核心且精妙之处，让大众可以一窥神经医学的迷人与奥妙。有别于汪医生上一本书以古希腊神话故事带领大家了解各种神经疾病，在这本书中，汪医生挑战难度更高的脑科学发展史，内容涵盖神经解剖、神经生理、记忆、感情与梦境的形成，甚至兼及成瘾回馈的机制，信息量如此庞大、让人望而却步的内容，在汪医生的生花妙笔下，变成一篇篇动人的精彩故事，让人拿得起却放不下，沉浸在神经科学中不可自拔。

林静娴

——台大医院神经部·主治医师/台湾大学医学系神经科·

临床教授/台大医院临床神经科暨行为医学中心·主任

汪医生擅长说故事的本事早在《医疗不思议》一书中便展露无遗，而这本《大脑，不可思议》可以说是前一本书的进阶版。除了他一贯优异的史料整理与考据的能力外，本书在渊博的知识中更展现出优秀神经科医生逻辑清晰、思考缜密的特点。还有令人赞叹的一点是他描写场景的能力，不管是潘菲尔德的癫痫手术过程还是加扎尼加的裂脑实验步骤，都相当细腻生动，让人如临其境，颇有村上春树的风格。阅读此书充满趣味之余，更是享受在汪医生的带领之下，瞻仰各个时代的脑神经科学大师不疑处有疑的绝妙风采。

邱铭章

——台大医院神经部·主任/台湾大学医学系神经科·教授

医院在早上跟下午门诊开始时，会播放维瓦尔第（Antonio Vivaldi）《四季》中"春"的音乐，说要让大家对时，但汪汉澄医生看出音乐的本质，配了歌词："迟到就要罚钱，迟到就要罚钱，要罚钱，要罚你的钱。"

自古以来，"心"是人体的中心，但汪汉澄医生用他的生花妙笔带着我们变了心，看到思想的本质，沉浸在大脑的世界中。

　　在医生的心目中，神经科医生都是知识渊博的"神"医，但汪神医在这个基础上更进了一层，用这本书把神经科学的知识堆栈上历史的深度，让人叹为观止。

洪惠风

——新光医院心脏内科·主治医师

　　卸下编辑身份的休假日，我是一名潜水员。初学潜水时，为了延长一个氧气瓶的使用时间，经验老到的前辈总会叮咛我们："不要想东想西，大脑很耗气。"说来有趣，尽可能不要让它太过活跃的时刻，竟是我最能意识到自己拥有脑的时刻。

　　同样让我产生这种意识的，还有阅读《大脑，不可思议》的时候。相较于前作《医疗不思议》读来宛如在清澈海域中浮潜，汉澄医生的新作带领读者潜得更深，仿佛背上水肺装备，一路下探至二三十米，在深蓝中寻找发光的宝藏——我几乎怀疑自己其实是同步经历了文中潘菲尔德医生的脑部手术，既尝到头骨被打开的滋味，又保持着清醒，在文字的通电探针下产生各种触动。

　　大脑确实不可思议，它让一位作家唤醒我对人体与医疗的好奇和痴迷，也让我读着读着就羡慕起他人的脑，尤其是娓娓道出这些历史、把它们叙述得如此迷人的那个脑。

粟光

——《联合报》副刊·缤纷版主编

继《医疗不思议》后，汉澄兄再接再厉，又完成了这本更专业、更精到的《大脑，不可思议》。读之不止不可思议，简直是脑洞大开，令人叹服。

说《大脑，不可思议》更为专业精到，是因为本书所写正是汉澄兄最当行本色的脑神经科学。一百多年来，尤其近三十年脑神经心智科学突飞猛进的发展，都在书中借由一个个诺贝尔奖级的研究一一展现。

以精神科最重要的疾病精神分裂症、双相情感障碍、忧郁症来看，其病因、治疗理论，就和脑科学的研究息息相关：一是一九〇六年诺贝尔奖得主卡哈尔的神经元理论（见第二篇〈脑细胞的顶尖对决〉），二是一九三六年诺贝尔奖得主戴尔的神经物质传导理论（见第三篇〈火花、汤与梦〉），三是二〇〇〇年诺贝尔奖得主卡尔森的神经传导物质多巴胺的发现（亦见第三篇）。现代生物精神医学，亦借由这几位脑科学大师的研究与发现，建构出上述的精神疾病都是由脑中多巴胺、血清素、肾上腺素等神经传导物质作用失衡所致。治疗的路径，也即在于补充或调理脑中失衡的神经传导物质。

不仅限于精神病症，这一套脑中神经传导物质的理论，也正运用在神经科的帕金森病、阿尔茨海默病上，在病因研究、治疗、药物研发中都扮演着关键的角色。

《大脑，不可思议》的重点不在于分析解说个别神经精神疾病，而在于总览脑科学。所以除了一般耳熟能详的感觉、运动分区的大脑地图外，汉澄兄以大脑的记忆功能运作来阐明人如何定义自我，以视觉的认知来说明看见与看懂的差别，以附身的手的案例来显示人对自己肢体的"拥有感"，并非那么多理所当然，件件是大师的眼界与手笔。其余对感情、成瘾、创意等似乎很抽象、空泛的议题，《大脑，不可思议》也都引用最新的脑科学实证研究，予以详尽而深入浅出的科学解释。可以说百年来脑科学的知识宝藏，尽在其中矣。

张尚文
——新光医院精神科·主治医师

如果把医学比作音乐，那么神经医学就有如古典音乐般，深邃而迷人。有幸在三十年前拜入汪老夫子门下，接受熏陶；尔后成为同事，长年耳濡目染。当读者翻完本书最后一页，就能理解人生中有这样学识渊博、见多识广的老师和同事，是何等幸福的事。

许维志
——新光医院神经科·主治医师

这是一本结合神经科学知识与神经科学历史的书。这个重要的结合，可以让读者不仅了解到目前我们对于神经系统功能运转的看法，还可以体会到这些看法是经历过如何曲折的过程，才递嬗至今日之样貌。此书使读者悠游于神经科学的长河之中，甚至激发出读者对于明日之重要发想。不过这种重要的结合，要在这样一本不算大篇幅的书中做到，其实有着相当大的难度。汪汉澄医师却能凭着脑中对于神经学的厚实底蕴，和手上的生花妙笔，扎扎实实地完成了这样的结合。在书中，汪医生更是娴熟地使用各种举例或比喻来说明。相信即使是平时不常涉猎神经科学的一般读者，也会有满满的体会与收获。

郭钟金

——台湾大学医学院生理学研究所·特聘教授


娓娓道来、如数家珍！汪汉澄医生继《医疗不思议》之后，再一次产出让所有读者如沐春风，很想一次读完的好书。汪医生真是才高八斗，以四两拨千斤的轻松方式，将神经科学几百年来的发展从头细说。你不会觉得有任何窒碍艰涩，在愉快的阅读之间，许多神经科学的有趣知识就平稳地被注入你的记忆，是非常值得拥有的好书！

陈柔贤

——林口长庚纪念医院神经内科部·资深主治医师


这是一部纪事本末体的神经科学史，简洁却渊博，极好地体现了历史上哲思与科学交会时所激发出的灿烂辉煌。作者扎实的专业、博雅的卓识，通过流利的文笔，贯通全书，令人油然生起科学理性的崇高感，启迪读者对知识的无尽向往。

黄明灿

——为恭纪念医院神经外科·主治医师

熟悉汪医生的人或许都会有同感，哪怕只是和他闲聊片刻，也总是让人如沐春风。这与他学贯中西、博古通今的特质绝对有关。上至四书五经，下至韩剧美剧，全都难不倒他！

《大脑，不可思议》带领我们穿梭古今中外脑科学五千年，远从古埃及、古希腊、第二次世界大战……，横跨记忆力、语言、视听觉、大脑地图、情绪脑，甚至创意脑等，细说每个脑科学重大发现的背后，电光石火间的惊奇时刻，或耐人寻味或曲折离奇的历史大翻案，总让人拍案叫绝，欲罢不能！其资料考实严谨，又不失幽默风趣、饶富趣味的独特风格，可谓文如其人。

诚挚推荐给对科学及历史有兴趣的广大读者。对所有脑科学工作者而言，本书更是一部非读不可、绝无仅有的脑神经科学史宝典！

刘子洋

——新光医院神经科·主治医师/新光医院失智症中心·主任

当我还是医学系学生的时候，神经医学、神经解剖学对我和同学来说，都是属于"神"一样的学问，觉得选择去当神经科医生的人都是自讨苦吃，毕竟神经科医生为了掌握异常复杂的神经系统，需要下非常多的功夫。后来，自己不小心也成了神经科医生，主要原因应该和其他神经科医生一样，就是被神经学的神奇奥妙及有趣吸引了。借由了解神经系统的运作，可以让神经科医生在诊断病人的时候像"神"一样，摸摸敲敲打打，跟病人比比力气，掐指一算就可以推测病人的问题出在神经系统的哪个部位，而经过影像等相关检查之后，证实所推测的位置正确的那种成就感，往往是每个神经科医生最得意最满足的时刻。

神经系统包括大脑、脊髓以及遍布全身的周边神经。其中，最复杂的部位莫过于大脑，也是我们在准备神经专科医生考试的时候，觉得最困难但也最有趣的学问。为什么病人在额叶长了大肿瘤会好像变了一个人，对周围一切事物漠不关心？为什么有人中风后会不认得熟人的脸，却听得出来是谁？为什么有人发生脑区域萎缩或是受伤后，会不认得自己的手？为什么病人中风后，我们去查房时一直鼓励病人要复健，脑神经不是不能再生吗？为什么积极复健的病人手脚力气会有所改善？

在做住院医生时期，我就非常喜欢听汪医生演讲，每次不管是什么困难的主题（包括可怕的神经生理解剖），汪医生都能在台上轻松自在、幽默风趣地把困难的神经医学转化成有条理、容易理解且有趣的内容，让在台下的我们如沐春风，不知不觉露出会意的微笑。在升为主治医师后，我开始参加国外学术研讨会。在开会之余，有时会去参观各地的美术馆或是博物馆，而如果恰巧有汪医生同行，就可以听到很多艺术品或画作背后有趣的故事，往往听得兴味盎然，欲罢不能。汪医生的博学多闻与追根究底探索学问的精神一直是我所钦佩的。而在这本《大脑，不可思议》中，汪医生再度展现其深厚的功底，在轻松幽默的笔触之下，带着读者回到过去，看科学家们如何努力（或不小心）发现我们大脑各个部位的神奇功能，看大脑如何调控我们的七情六欲，甚至欺骗我们，让我们看到或听到不存在的幻影或声音。我相信，不管你是一般民众、医学生、实习医生、住院医生还是主治医生，在看完汪医生这本书后，不但会对神秘且深奥的神经科学有进一步的认识，且能大幅提升对神经科学的兴趣。

蒋汉琳

——台北荣民总医院神经医学中心一般神经科·主治医师

汪汉澄医生是台北新光医院神经科医生，也是台湾大学医学院副教授及台湾动作障碍学会前任理事长。和他相识多年，我对于他的神经科学知识及神经科学史研究深感敬佩。他也是台湾临床神经科之名嘴，听闻他将出书嘉惠国内临床、基础神经科学及钻研神经科学进化史之学者，我很荣幸受邀为其新书做推荐。

本书充满了对神经科学创意来源之剖析，抽丝剥茧地让读者能够清楚地了解大脑科学进展的前因后果，深入浅出地为大众或神经科学专业人员释疑解惑。

　　本书最大之特色，是内容充满创意，其创意来自"原创"，充满新奇及特殊之说法；还十分"有用"，确实能有效解决神经科学及临床神经疾病之问题。法国著名哲学家、数学家与物理学家勒内·笛卡儿留下过一句名言："我思故我在。"由患者身上之病痛，间接证明疼痛这种感觉真正的发生位置应该在脑而不在手。西方一直到了文艺复兴以后，人们才慢慢知道人的智能表现来自大脑，从十八世纪开始，大脑中哪些构造掌管哪种智能、用什么方式来掌管，就已经是脑科学探索的重点。本书根据东西方脑科学之进展，娓娓道来。

　　本书最大之优势，是以浅显易懂之字句叙述左右大脑及其各个部位之功能，并附带科学研究证据，随着阅读推进，让读者在短时间内就豁然开朗。相信本书对神经科学有兴趣之读者有振聋发聩之启示。

　　神经科学是当代显学，了解脑的功能无论是对于临床神经科医生还是基础神经科学家，皆为重要研究之基石。本书内容精简、文字洗练，提供了许多宝贵的最新现代神经科学信息及研究方法，不只为科学读物，更为文学之创作，值得学者、专家及一般人仔细阅读，收获必定良多。

罗荣升

——林口长庚纪念医院神经内科部·部主任兼教授级主治医师/

台湾神经免疫医学会·理事长

# 版 权 声 明

本书中文繁体字版本由方寸文创事业有限公司在台湾地区出版，今授权人民邮电出版社有限公司在中国大陆出版其中文简体字平装本版本。该出版权受法律保护，未经书面同意，任何机构与个人不得以任何形式进行复制、转载。

项目合作：锐拓传媒 copyright@rightol.com